Fortschritte der Onkologie · Band 2

Autorenkollektiv

Ausgewählte Beiträge zur Diagnostik maligner Tumoren

Fortschritte der Onkologie · Band 2

Autorenkollektiv

Ausgewählte Beiträge zur Diagnostik maligner Tumoren

Herausgegeben von

Prof. Dr. A. Graffi

em. Direktor des Zentralinstituts für Krebsforschung
der Akademie der Wissenschaften der DDR

Prof. Dr. Th. Matthes

em. Direktor der Robert-Rössle-Klinik des Zentralinstituts
für Krebsforschung der Akademie der Wissenschaften der DDR

Dr. habil. E. Magdon

Abteilungsleiter am Zentralinstitut für Krebsforschung
der Akademie der Wissenschaften der DDR

Mit 43 Abbildungen und 12 Tabellen

AKADEMIE-VERLAG · BERLIN
1976

Erschienen im Akademie-Verlag Berlin Leipziger Straße 3—4

Lizenznummer: 202 · 100/555/76
Einband und Schutzumschlag: Rolf Kunze
Gesamtherstellung: VEB Druckhaus „Maxim Gorki", 74 Altenburg
Bestellnummer: 762 230 9 (2165/2) · LSV 2725
Printed in the GDR
DDR 28,— M

Inhalt

Neue Denkansätze zur Früherkennung des Krebses

U. Schneeweiss

Zentralinstitut fur Krebsforschung der Akademie der Wissenschaften der DDR

Einleitung

Im Rahmen der Krebsprophylaxe bedeutet sekundäre Prävention die Früherkennung einer sich entwickelnden Neoplasie [11]. Das Hauptziel der Früherkennung liegt in der erfolgreichen, weil rechtzeitigen Behandlung [12]. Epidemiologisch bezweckt die Früherkennung die Aufdeckung der Prävalenz, Inzidenz und des natürlichen Ablaufes der Krankheit in der untersuchten Bevölkerung. Die Früherkennung zielt auf die Feststellung einer vermutbaren, unbekannten Gewebsläsion oder geweblichen Stoffwechsel-Fehlleistung mit geeigneten Testmethoden; im Sinne von Tumorsuche ist dieses Vorgehen nicht gleichbedeutend mit der Diagnose oder Verifizierung des Tumors, die durch Krankheitssymptome veranlaßt wird [125]. Tumordiagnostik setzt den Einsatz weiterer Untersuchungsmethoden voraus. Demgegenüber beziehen prognostische Verfahren eine gegenwärtige Situation auf die Vergangenheit, um hieraus den zukünftigen Verlauf einer Krankheit einschätzen zu können.

Streng genommen erfüllen nur wenige Krebsarten und -lokalisationen die Voraussetzung für eine systematische Früherkennung. Wir wissen zu wenig über die prätumoralen, klinisch stummen Wachstumsphasen, als daß wir zu einer schnellen Allgemeinlösung des Problems gelangen könnten. Es geht darum, die sozialhygienisch bedeutsamen Tumoren einzubeziehen, denn in der Verteilung der Häufigkeit stehen die prognostisch ungünstigen Krebslokalisationen mit an vorderster Stelle, so daß sich die Fortschritte der Krebsbekämpfung bisher zahlenmäßig kaum auswirken [31, 147]. Hierbei sind die Erfahrungen von Nutzen, die durch Vorsorge-Untersuchungen an Krebsstadien der leicht zugänglichen Wachstumsorte gesammelt werden.

Das Hauptanliegen der Früherkennung ist die wiederholte Untersuchung der scheinbar gesunden Bevölkerung oder ausgewählter Personengruppen [Reihenuntersuchung: [12]. Wir nennen gezielte Tumorsuche bei Symptomlosigkeit Vorsorge-Untersuchung. Reihenuntersuchungen basieren medizinisch auf der Erwartung, daß funktionelle oder organische Abnormitäten ohne Behandlung fortschreiten und daher um so besser zu behandeln sind, je früher sie entdeckt werden. Das trifft für viele Krebsarten zu ([12], vgl. [69]). Trotzdem kann man die biologisch-medizinische Grundlagendiskussion nicht als abgeschlossen betrachten, denn neben organisatorischen Problemen einer breiten Realisierbarkeit und Effektivität [151] bleibt z. B. die Frage unbeantwortet, ob durch Ausmerzung einiger Krebslokalisationen eine Häufigkeitsverlagerung auf andere Organe zustande kommt, wie das für die inverse Assoziation [150] von Lungenkrebs und Magenkrebs des Mannes oder von Brustkrebs und Gebärmutterhalskrebs beschrieben wurde ([168, 147]; vgl. auch [100, 108]): Problem der Konstanz der Krebsgefährdung des Menschen [147].

Lassen wir einmal unser lückenhaftes Wissen über die Progression vom biologischen Ursprung zum frühen Wachstumsstadium unberücksichtigt, so können wir den Tumorverlauf schematisch in der Abbildung 1 folgendermaßen darstellen [125]:

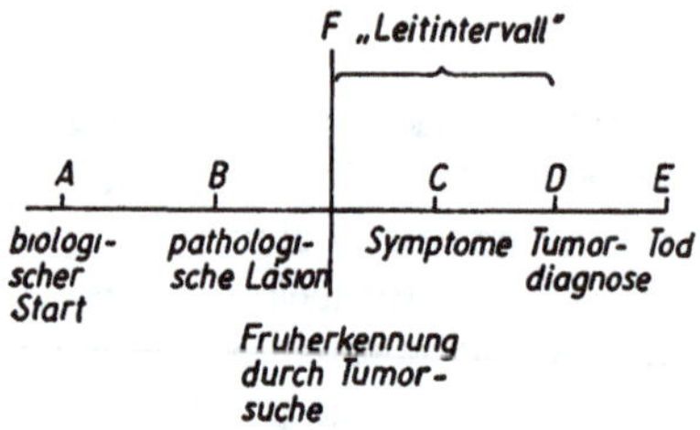

Abb. 1. Naturlicher Tumorverlauf (nach Lilienfeld 1974)

Krebssuche und Fruherkennung fallen in die Zeit zwischen der auffindbaren pathologischen Läsion und der Entwicklung von Symptomen, nachdem eine stärkere pathologische Veränderung vor sich gegangen ist. Das Ziel der Früherkennung besteht darin, den Zeitraum FC (Beginn der Symptome) oder FD (übliche Zeit der Diagnose) oder FE (Überlebenszeit) zu verlängern, wodurch eine Verzögerung des Fortschreitens des natürlichen Krankheitsprozesses erreicht wird, verglichen mit dem zeitlichen Ablauf, den die Krebskrankheit ohne Früherkennung nehmen würde. Hutchison und Shapiro [98] prägten den Begriff „Leitzeit" (lead time) für das frühe Intervall zwischen der Suchtest-Erkennung und der üblichen Tumordiagnostik.

Erst nach Abzug des Leitintervalls von der Überlebenszeit, also des FD-Abschnittes vom FE-Zeitraum, erlaubt ein Vergleich der Überlebenszeiten von getesteten und nicht getesteten Personen, zwischen Erfolg oder Scheinerfolg des Suchverfahrens zu entscheiden. Auch eine veränderte Proportion zugunsten von Frühfällen im Vergleich zur Anzahl klinisch fortgeschrittener Fälle in der untersuchten Bevölkerung ist als Erfolg des Suchprogramms zu werten. Ist die Leitzeit auf Grund ungenugender statistischer Erfahrungswerte nicht genau bekannt, wird entsprechend der natürlichen Überlebensrate der untersuchten Bevölkerung die Diagnose zu einem früheren Zeitpunkt t_1 eine längere mittlere Überlebenszeit ergeben als eine spätere Diagnose t_2, ohne daß ein Heilerfolg vorzuliegen braucht (s. Abb. 2) (vgl. auch [30]).

In diesem Vergleich sterben 50% der zweiten Gruppe früher als 50% der ersten Gruppe, der sog. Aufschubeffekt: Differenz $t_1 - t_{50}$, $t_2 - t_{50}$ [146]. Um zu wissen, ob nach Früherkennung weniger Patienten an Krebs sterben, müssen wir mehr uber die Leitzeit in Erfahrung bringen.

Geht man davon aus, daß die meisten Tumoren lokal beginnen und daß das Tumorwachstum logarithmisch fortschreitet,.wie dies COLLINS und Mitarb. [40] anhand radiologischer Untersuchungen von Lungenmetastasen postuliert hatten,

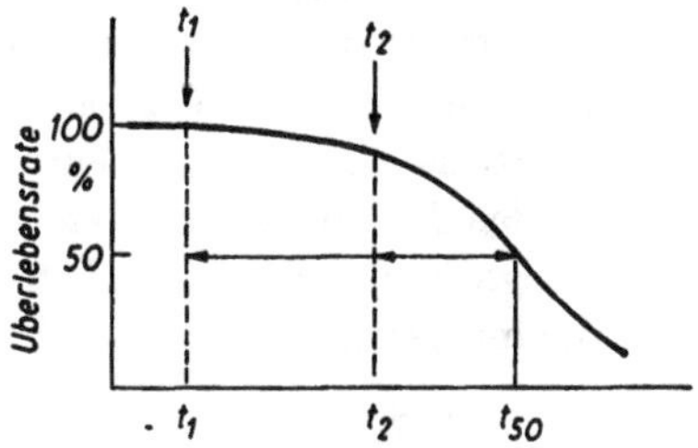

Abb. 2. Krebsüberlebensrate als Funktion der Zeit (nach BERLIN 1974)

so erkennt man beim Vergleich der Tumorzellzahl, des Tumorvolumens (Tumordurchmessers) und der Anzahl Zellverdopplungen (Tochterzellgenerationen), daß der Tumor die längste Zeit, etwa 30 Generationen lang, unerkannt bleibt. Das entspricht einem Tumordurchmesser von 1 cm (Abb. 3).

In Wirklichkeit verläuft das exponentielle Wachstum mit einer exponentiellen Verzögerung der Wachstumsgeschwindigkeit über die Zeit. Von LAIRD [114, 115] wurden zahlreiche solche Beobachtungen in der bekannten mathematischen GOMPERTZ-Funktion zusammengefaßt.

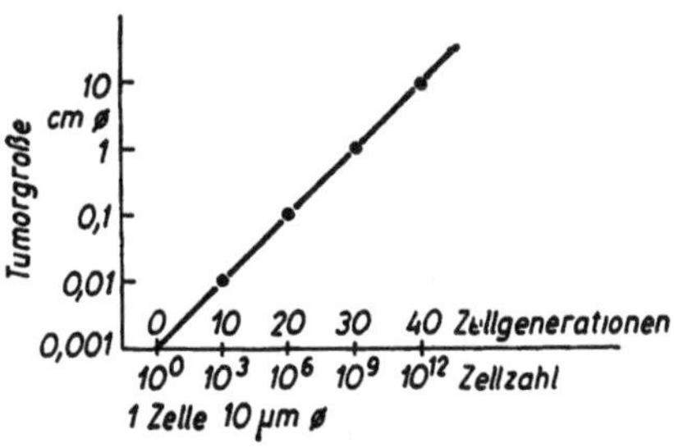

Abb. 3. Beziehungen zwischen Tumorgröße, Zahl der Zellen und Zellgeneration (nach OESER 1974)

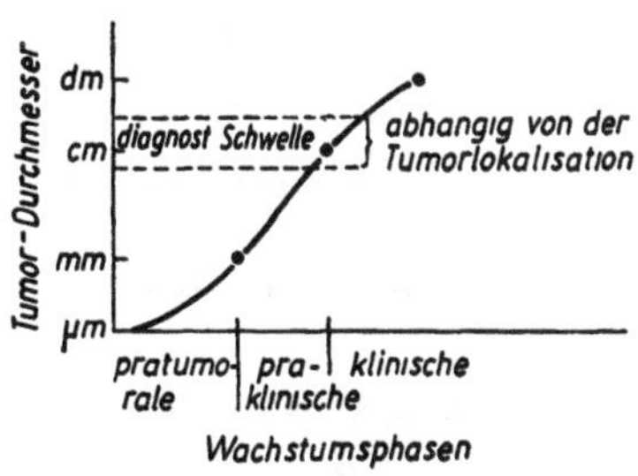

Abb. 4. Diagnostische Schwelle und Ablauf des Tumorwachstums (nach OESER 1974)

Für die Praxis der Früherkennung bedeutet dies, daß die mittlere diagnostische Schwelle je nach Tumorlokalisation in den späteren Wachstumsstadien des Tumors liegt, etwa am Übergang zum letzten Drittel oder Viertel des pathologischen Wachstumsprozesses, und daß die Häufigkeit von Tumoren bestimmter Größe in der Bevölkerung umgekehrt proportional ihrem Durchmesser ist (Abb. 4).

Wenn man „Früh“ und „Spät“ mit der Tumormasse korreliert, bleibt zu bedenken, daß die biologische Schwelle eines Tumors zwischen „Früh“ und „Spät“

durch das Fehlen oder Vorhandensein von Metastasen charakterisiert wird. Die biologische Schwelle ist meist unbekannt und unterliegt zahlreichen Einflüssen, die hier nicht näher erörtert werden sollen ([29], vgl. z. B. [13]).
Bleibt noch die Aussage-Genauigkeit des Such- oder Siebtestes zu definieren. Wir verstehen hierunter die approximative Kenntnis der Sensitivität und Spezifität des Verfahrens. Entsprechend der Definition der WHO [12] soll ein Suchtest schnell, einfach, billig, sensitiv und spezifisch sein. Es ist entscheidend, was meist nicht genügend bedacht wird, daß das Ergebnis des Testes, genauer gesagt der Aussagewert eines positiven oder negativen Tests, vor allem von der Tumorhäufigkeit der untersuchten Bevölkerung mitbestimmt wird (s. Abb. 5).

		Neoplasma vorhanden	nicht vorhanden
Suchtest	positiv	a	b
	negativ	c	d
Zahl der Krebspersonen		a + c	
Zahl der Gesunden			b + d
Suchtest	Sensitivität	$\frac{a}{a + c}$	
	Spezifität		$\frac{d}{b + d}$
% falsch Positive		$\frac{b}{a + b}$	
% falsch Negative			$\frac{c}{c + d}$

Abb. 5. Sensitivität und Spezifität als Aussage-Kriterien eines Suchtests (nach LILIENFELD 1974)

Bezeichnen wir die richtig positiven Suchtests mit „a", die falsch positiven mit „b", die falsch negativen mit „c" und richtig negativen mit „d", so ist

die Sensitivität das Verhältnis der Suchtest-positiven Krebsträger zur Gesamtzahl der Krebspersonen,
die Spezifität das Verhältnis der Suchtest-negativen Gesunden zur Gesamtzahl der Gesunden.

Der Aussagewert des Einzelbefundes, daß der positive Test einem Krebsträger, der negative Test einem Gesunden entspricht, errechnet sich aus dem Verhältnis der falsch Positiven zur Gesamtzahl der Suchtest-Reaktoren bzw. der falsch Negativen zur Gesamtzahl der Suchtest-negativen Personen.

Im folgenden fiktiven Zahlenbeispiel soll gezeigt werden, daß bei einer Reihenuntersuchung scheinbar Gesunder mit einer Krebshäufigkeit zwischen 1% und 0,01%, die in einer allgemeinen Bevölkerung zu erwarten ist, ein Suchtest trotz guter Sensitivität und Spezifität mit einer erheblichen Zahl falsch positiver Befunde belastet wird. Falsch negative Ergebnisse treten dagegen in verschwindend geringem Maße auf (Abb. 6).

Krebsmorbiditat [%]	falsch Positive [%]	falsch Negative
1,0	67,5	0,0005
0,1	95,5	0,00005
0,01	99,5	0,000005
10% (!)	15,9	0,005

Abb. 6. Falsch positive und falsch negative Suchtests (%) bei niedriger Krebsmorbität;
Sensitivitat des Tests 95%,
Spezifitat des Tests 98% (nach Lilienfeld 1974)

Untersucht man dagegen eine Risikogruppe mit einer angenommenen Krebshäufigkeit von 10%, so gewinnt die Aussage eines positiven Testbefundes mit 84% an Relevanz (vgl. [130]). Hieraus folgt der Schluß, daß fur die Untersuchung Gesunder mit geringer Krebshäufigkeit die Test-Spezifität zum entscheidenden Kriterium wird.

Lokalisation	Methode	Sensitivität [%]	Spezifität
Zervix-Karzinom (Kawashima et al. 1968)	Zytologie	100	97
Mund-Karzinom (Shapiro u. Gorlin 1964)	Zytologie	80	90
Lungen-Karzinom (Lilienfeld et al. 1966)	Röntgenographie	42	98
	Sputum Zytologie	33	98
	kombiniert	63	96
Mamma-Karzinom (Lilienfeld et al. 1969)	Palpation	82	78
	Thermographie	74	60
	kombiniert	72	80
	Mammographie	70	81

Abb. 7. Sensitivität und Spezifität von Tests an ausgesuchten Krebs-Lokalisationen (nach Lilienfeld 1974)

Der Beweiswert eines Siebtestes wird erhöht, wenn zwei oder mehrere Methoden kombiniert angewendet werden, z. B. die Kombination der Palpation mit der Thermographie und Mammographie der weiblichen Brust [23]. Die Suchtest-Kombination muß unterschieden werden vom Stufen-Siebtest, bei dem der Proband nacheinander verschiedene diagnostische Ebenen durchläuft, z. B. die Vortestung durch eine zytologische MTA, gefolgt von der Befundung des Zytopathologen. Faßt man einige Literaturergebnisse zur Test-Sensitivität und -Spezifität bei ausgewählten Krebslokalisationen zusammen, so vermitteln die Schätzwerte einen Eindruck vom Aussagewert der einzelnen Tests sowie der Größenordnung ihrer Treffsicherheit (Abb. 7) (vgl. [126, 127; 102, 53]).
An erster Stelle steht die Zytologie des Zervix-Karzinoms. Der Wert der Mundhöhlen-Zytologie ist bereits eingeschränkt. Röntgenographie und Sputum-Zytologie ergeben beim Lungen-Karzinom eine höhere Sensitivität als der isolierte Einsatz dieser Methoden. Beim Mamma-Karzinom erreicht die Mammographie die höchste Spezifität.

Methodologie

Im Brennpunkt der theoretischen und experimentellen Streitfragen zur Krebsfrüherkennung steht die Diskussion um den weiteren Ausbau der Methodologie. Nur was exakt meßbar ist, kann widerspruchsfrei analysiert und bewertet werden. Es kommt darauf an, Suchmethoden mit Meßgenauigkeit und Trennschärfe zu entwickeln sowie neue Testprinzipien zu ersinnen, die auf die Anwendungsmöglichkeit als Suchtest geprüft werden können. Wir verfolgen drei Fragen:

1. Was wird von dem Test gemessen, was zeigt der Test an?
2. Wie hoch liegen Sensitivität und Spezifität?
3. Ist eine Überführung in die Praxis möglich?

Bei einer Unterscheidung zwischen lokalen und allgemeinen Suchtests „orten" erstere die präneoplastische oder neoplastische Läsion an umschriebener Stelle der äußeren oder inneren Haut-Schleimhautregionen bzw. in einem bestimmten Organ oder Organsystem. Allgemeine Suchtests signalisieren dagegen Tumoren verschiedener Art und Lokalisation „irgendwo im Organismus" [151]. Da bei den allgemeinen Suchtests eine empfindliche Entwicklungslücke festzustellen ist, möchten wir die lokalen Siebtests nur kurz behandeln und uns stärker mit den allgemeinen Suchtests befassen.

Lokale Suchtests auf Krebs

Einige gehören zum festen Bestand der Krebsfrüherkennung bestimmter Wachstumslokalitäten. An erster Stelle steht die klinische Untersuchung [12]. Sie soll kurz sein und sich in der Regel auf bestimmte Körperregionen beschränken.
Zu den empfindlichsten und spezifischsten Suchtests gehört die exfoliative Zyto-

logie zur Erkennung prämaligner Läsionen der Cervix uteri. Mit der gleichen Methode können maligne Zellen in den Sekreten des Urogenitale, des Atemtraktes und Verdauungskanals gefunden werden, allerdings mit geringerer Effektivität der Erfassung und Abgrenzung prämaligner und maligner Läsionen im Vergleich zur Cervix uteri [206, 109, 14, 134, 67, 41, 166, 207, 133, 178, 180]. Als Vor-Siebtest zur Zytologie wurde die zytophotometrische DNS-Bestimmung empfohlen [179, 165].

In die gezielte Vorsorgeuntersuchung werden verschiedene Röntgenmethoden mit den Möglichkeiten der Schirmbildverfahren, der elektronischen Bildverstärkung, der kombinierten radiologisch-endoskopischen Technik und der Kontrast-Darstellung einbezogen (vgl. [65, 118]). Die Röntgen-Reihenuntersuchung mit der Schirmbildaufnahme basiert auf der Lehre von der inapparenten Tuberkulose [34]. Ihr Einsatz zur Früherkennung des Bronchial-Karzinoms wird im Weltmaßstab noch nicht einheitlich beurteilt; nach der Erfahrung unserer Klinik und der Fachkollegen der DDR wird die Anwendung der Röntgen-Reihenuntersuchung bei Risikogruppen sehr positiv beurteilt ([99, 45, 82, 159, 123, 198, 199], vgl. [146]).

Die wachsende Bedeutung der Mammographie zeigt sich bei der kombinierten Untersuchung der weiblichen Brust (vgl. [93]). Eine weitere wesentliche Bereicherung der lokalen Suchtests ist die Thermographie, ein empfindliches Verfahren zur Messung der Infrarotstrahlen umschriebener Hautbezirke, z. B. der Mamma [200, 35, 101, 68, 192, 23, 83, 119, 19, 191]. Wegen des apparativen Aufwandes wird zur breiten Anwendung die Kontakt-Thermographie mit flüssigen thermolabilen Kristallen empfohlen, die unter dem Einfluß der Wärmestrahlung ihre Farbe verändern. Sie wird auch Plattenthermographie genannt [84, 190, 66, 61, 77] und bringt detailscharfe Thermobilder.

Eine Reihe möglicher Krebslokalisationen werden durch Variation der endoskopischen Technik dem Untersucher zugänglich. Erwähnt seien die Bronchoskopie, Kolposkopie, Gastroskopie, Proktosigmoidoskopie (vgl. [12]). Die Weiterentwicklung der erwähnten lokalspezifischen Suchtests wird durch Automatisierung oder Teilautomatisierung der Arbeitsgänge [193, 202, 144], Nutzung der elektronischen Datenverarbeitung [94], Verfeinerung der Entnahmetechnik und der Gewinnung sowie Verarbeitung des bioptischen Materials erfolgen ([206], vgl. auch [20, 135]).

Bezüglich der physikalischen und biophysikalischen Meßprinzipien wird auf den Gebieten der Nuklearmedizin an der Positiv-Darstellung neoplastischer Veränderungen gearbeitet (Übersicht bei [9]). Hierbei werden Radionuklide bzw. Radionuklid-markierte Substanzen mit quasi spezifisch oder spezifisch tumorlokalisierenden Eigenschaften Zeit-Dosis-gerecht appliziert und szintigraphiert [174, 201, 141, 121, 64, 54, 79, 16, 176, 96]. Inwieweit ihr Einsatz fur die Krebsfrüherkennung gerechtfertigt ist, bleibt abzuwarten. Das gilt auch fur den Stand der Entwicklung der Echographie, der Xerographie [60, 72, 158], der Elektronen-Spin-Resonanz [182, 183, 132] und magnetischen Kern-Resonanz [42, 196, 43, 44, 167].

Allgemeine Suchtests auf Krebs

Die Hauptaufgabe der methodologischen Arbeiten sehen wir in der Entwicklung von allgemeinen Suchtests auf Krebs. Hier hat es wie kaum auf einem Gebiet der Medizin neben wissenschaftlich fundierten Arbeiten viele unseriöse Versuche gegeben, Krebserkennung zu betreiben (vgl. [131]). Durch Entwicklung hochsensitiver immunologischer Testmethoden konnten die Fragen der Krebsdiagnostik neu gestellt werden. Es geht um zwei Arbeitsrichtungen, den Nachweis

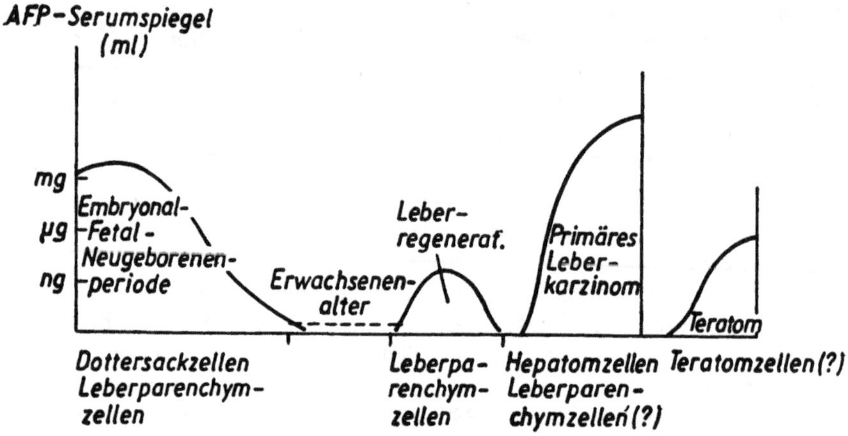

Abb. 8. Normale und pathologische AFP-Spiegel (modifiziert nach Abelev 1971)

von aberrierenden Substanzen der Krebszelle, im weiteren Sinne Tumor-assoziierte Antigene (TAA) genannt, die in die Zirkulation abgegeben werden, und die Untersuchung der gegen den Tumor gerichteten Immunreaktivität des Wirtes.

Die erste Kategorie wird gegenwärtig durch die Forschung und Erprobung der onkofetalen Proteinantigene (OFA) maßgeblich bestimmt [7, 38, 39]. Diese Stoffe werden während der intrauterinen Entwicklung gebildet und sind beim Erwachsenen fur Krebs pathognomonisch. Die Möglichkeiten und Grenzen eines allgemeinen Krebs-Suchtests lassen sich am Beispiel der OFA-Problematik besonders gut darstellen. Laurence und Neville [120] formulierten die Bedingungen, die den klinischen Einsatz der OFA-Methoden rechtfertigen:

1. Technisch einfacher Nachweis in den Körperflüssigkeiten
2. Spezifität in bezug auf den Tumor mit gegebenenfalls topisch-diagnostischen Merkmalen
3. Quantitative Relation zur Tumormasse.

Da über die biologische Bedeutung dieser Stoffklasse nichts Näheres bekannt ist (vgl. [46, 205, 3]), sollten für die Wertung als Krebsdiagnostikum zwei Dinge bedacht werden, einmal ihre biologische Herkunft und zum anderen die immunologischen und chemischen Grundlagen ihrer Kreuzreaktivität (Abb. 8).

Alpha-Fetoprotein wird wahrend der embryonalen Ontogenese von Dottersackzellen und Leberparenchymzellen gebildet. Postnatal klingt die Synthese ab, erscheint aber während der Leberregeneration wieder, im Experiment nach partieller Hepatektomie, in der Humanpathologie z. B. bei hereditärer Tyrosinämie [22]. Ist der Mechanismus der AFP-Produktion auch nicht bekannt, so können doch in primären Hepatomen, gegebenenfalls Teratomen, die Tumorzellen, nach Uriel und Mitarb. [195] ebenso regenerierende Leberparenchymzellen zur Quelle der AFP-Synthese werden (vgl. [55, 104, 143, 184]). Auf der Abbildung sind die Grenzen der AFP-Serumspiegel, die beim gesunden Erwachsenen und während der Leberregeneration (Nanogramm), beim Teratom (Mikrogramm) sowie während der Embryonal-Fetalperiode und beim primären Leberzellkarzinom (Milligramm) beobachtet werden, angegeben. Diese Werte beziehen sich auf Größenordnungen.
Die ursprünglich angenommene strikte Organspezifität der onkofetalen Antigene, das primäre Leberkarzinom beim AFP [1, 185], das Kolonkarzinom beim karzinoembryonalen Antigen (CEA: [70, 71]), konnte nicht bestätigt werden. Ting und Mitarb. [189] haben hierzu folgenden instruktiven Modellversuch an zwei differenten Virustumorzell-Linien der Maus durchgeführt (Abb. 9) (vgl. [10]):

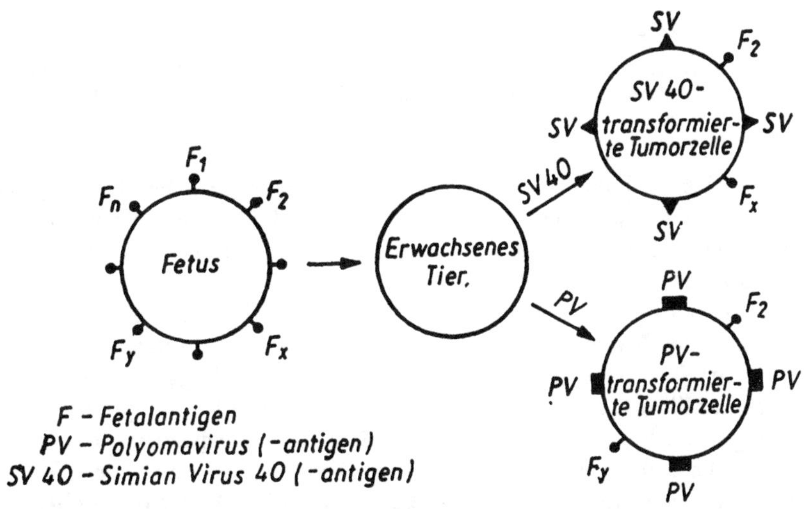

Abb. 9. Onkofetale Antigene und Kreuzreaktionen (nach Ting et al. 1972)

Hiernach werden die fetalen Membran-Antigene F_1, F_n, F_y in den Fetalzellen ausgeprägt und erscheinen später in den Virus-transformierten Zellen teilweise wieder. Hier findet man sie neben virusspezifischen Membran-Antigenen. Wichtig ist, daß gleiche Fetalantigenstrukturen in Tumorzellen differenten Ursprungs (SV 40 — Polyomavirus) auftreten, wodurch sich die Kreuzreaktivität sowie die Aufhebung der strikten Organspezifität der onkofetalen Proteinantigene erklären.

Weitere Probleme bezüglich der Kreuzreaktivität und Unspezifität liegen in der Natur der Testreagenzien begründet. Normalerweise wird das Antiserum in einer fremden Tierspezies, Kaninchen oder Ziege, mit einem Tumorextrakt durch Immunisierung gewonnen. Nach entsprechender Absorption reagiert es nur mit Antigenen, die im Tumor oder Feten vorkommen, nicht aber mit Antigenen aus adulten Geweben, zumindest nicht mit denjenigen, die zur Absorption Verwendung fanden [7]. Hochempfindliche Testmethoden, z. B. der Radio-Immuntest, setzen den Gebrauch gereinigter Antigenpräparate und Testsera voraus [188, 145, 175]. Durch immunchemische Analysen wurden eine Reihe „CEA-ähnlicher" Substanzen aufgedeckt, die eng verwandte Proteinmoleküle darstellen und im CEA-Ausgangsmaterial enthalten sein können ([111, 204], vgl. auch [18]). Eins von ihnen ist das in Normalserum und Normalorganen auftretende NCA (nonspecific crossreacting antigen), um dessen Charakterisierung sich die Gruppe von S. v. KLEIST [107] verdient gemacht hat (s. Abb. 10 [106]).

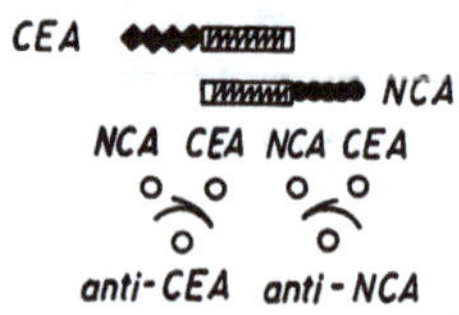

CEA-Carcinoembryonales Antigen
NCA-Nonspecific Crossreacting Antigen

Abb. 10. Serologischer Vergleich zwischen CEA und NCA (nach v. KLEIST 1973)

Beide Moleküle haben neben differenten gemeinsame Partialantigen-Determinanten (nicht konfluierende gegenüber konfluierenden Präzipitationslinien). Kompliziert wird die CEA-Immunologie ferner durch die Verwandtschaft zur Blutgruppenserologie [95, 17].

Verzichtet man auf eine empfindliche Technik, wird nach einer alten serologischen Erfahrung der Nachweis spezifischer, zugleich unempfindlicher (Abb. 11 [122]).

Die Sensitivität beim primären Leberzellkarzinom steigt von 58% des unempfindlichen Mikro-OUCHTERLONY-Tests auf 100% des hochempfindlichen passiven Hämagglutinationstests. Gleichzeitig wächst die Unspezifität auf bis zu 40%, z. B. bei der Leberzirrhose. Eine gewisse Abgrenzung erlaubt der Titervergleich: Leberkarzinome haben in 50% der Fälle Titer über 1 : 1000. Ähnlich verhält es sich beim CEA-Radio-Immuntest (vgl. [86]): Die höchste Unspezifität fand man bei gastrointestinalen Entzündungsprozessen.

Trotz der sensitiven Radio-Immuntechnik reicht die gegenwärtige Methodik nicht aus, um eine Krebsfrüherkennung zu betreiben [48] (s. Abb. 12).

Nur 39 der 149 Patienten dieser drei Studien hatten meßbare CEA-Blutspiegel, zumeist mit niedrigen Titern (im falsch positiven Bereich). Keiner der Patienten war asymptomatisch im Sinne einer Früherkennung.

Die gegenwärtige Bedeutung der onkofetalen Antigen-Tests liegt nach übereinstimmender Meinung überwiegend auf prognostischem Gebiet [169] (Abb. 13).

Es werden drei Möglichkeiten der Titerdynamik beim Kolonkarzinom demonstriert: der Abfall nach kurativer Resektion, der Wiederanstieg nach Rezidivierung und die anhaltend steigende Tendenz nach palliativer Resektion.

	Hepatome	andere Karzinome[1]	Leber-zirrhose	chron. Hepatitis	akute Hepatitis	andere Leber-Krankheiten[2]
	n 26	142	88	39	76	35
Mikro-Ouchterlony	15	3	—	—	—	—
passive Hämaggluti-nation (Benzidin-Technik)	26	66	37	15	18	9
% positiv	58:100	47	42	38	24	26
1/Titer	$\geqq 10^3$ (50% d. Fälle)	$\leqq 10^3$	dto.	dto.	dto.	dto.

[1] Bronchial-, Magen-, Pankreas-, Kolon-, Mamma-Ca u. a.
[2] primär biliäre Zirrhose, Alkohol-Hepatitis, Hämochromatose

Abb. 11. Vergleich zwischen 2 AFP-Methoden auf Sensitivität und Spezifität (nach LEHMANN u. Mitarb. 1974)

Weiterführende Versuche mit tumorassoziierten Antigenen richten sich auf den kombinierten Einsatz mit anderen Tests, z. B. das Au-Antigen-System und den AFP-Nachweis [91], oder den Blut-CEA-Test plus Regan-Isoenzym- plus Chorio-Gonadotrophin-Nachweis [24], oder die Kombination der Onkofetalantigen-Methoden mit der Fahndung nach okkultem Blut im Stuhl [80, 81] und Urin [112]. Die Auffindung und Erprobung anderer, im Radio-Immuntest bestimmbarer tumorassoziierter Antigene steht zu erwarten (vgl. [15]): wir verweisen auf die Serumkasein-Bestimmung bei Mammakarzinomen, Gastrointestinal-

Institution	Zahl der Patienten	Zahl der CEA-positiven Patienten
Boston City Hospital	16	3
Presbyterian Hospital New York	42	21
Mayo Clinic	91	15
Summe	149	39
(%)		(26)

Abb. 12. Darmwand-lokalisierte Kolonkarzinome und CEA-Radio-Immuntest (nach MOERTEL 1974)

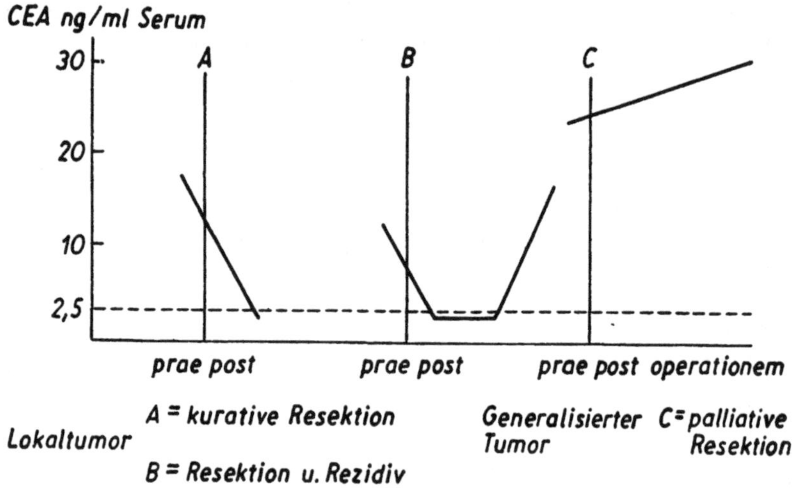

Abb. 13. Prognostik des Kolonkarzinoms: CEA-Test (nach LIVINGSTONE et al. 1974)

tumoren und Lungenkarzinomen [90], eine Bestätigung für die ektopisch exokrine Sekretionsleistung bestimmter Tumorzellen analog der bekannten ektopisch endokrinen Tumorzellsekretion als Ursache für die „paraneoplastischen Syndrome" ([128], vgl. [181]). Die Möglichkeit der Kombination mit zellulären Immuntests bietet sich an (vgl. [186, 187]). In diesem Zusammenhang sei in der Abbildung 14 ein kurzer Hinweis zum Field-Caspary-Test gegeben:

Prinzip der Makrophagen-Elektrophorese-Mobilität (MEM-Test)

Patient:	Blutlymphozyten	Freisetzen des „MSF"
„Antigen":	Basisches Hirnprotein (auch Tumorprotein)	
Meerschweinchen:	Peritonealmakrophagen	
bewirkt:		
	Verlangsamung der elektrophoretischen Wanderung der Makrophagen	

„MSF" = macrophage slowing factor

Abb. 14. FIELD-CASPARY-Test (1970/1971)

Es handelt sich um ein unkonventionelles Testsystem, bei dem Patienten-Lymphozyten durch ein basisches Hirn- oder Tumorproteinantigen zur Freisetzung von Stoffen stimuliert werden, welche die elektrophoretische Wanderungsgeschwindigkeit von Meerschweinchen-Makrophagen bremsen, sog. Makrophagen-Elektrophorese-Mobilitäts-Test, MEM-Test. Es ist ungeklärt, ob die

Freisetzungsstoffe, die zum Abfall der Oberflächenladung der Makrophagen (Veränderung des Zeta-Potentials) fuhren, die Sensibilisierung gegen ein „universelles" Tumorantigen signalisieren, denn bekanntlich zeigen Immunozytotox-Tests eine histogene Spezifität. Die Tragweite, die ein derart empfindlicher universeller Frühtest auf Krebs hätte, muß u.E. an experimentell reproduzierbaren Testsystemen überpruft werden, z. B.

1. An experimentellen Tumoren mit bekannten Antigenstrukturen und dosierbaren Tumorzellen-Inokula. Von L. PASTERNAK und Mitarb. [148] wurden entsprechende Versuche mit virus-, chemisch und physikalisch induzierten Mäusetumoren gegen Hirnprotein-Antigene von Kaninchen und Mensch begonnen.
2. An bakteriellen Immunisierungsprozessen nach dem Vorbild eines quantifizierbaren KOCHschen Grundversuches.
3. An Autoimmunisierungsvorgängen bei geeigneten Versuchstieren, z. B. NZB-Mäusen, vgl. den Beitrag von JENSSEN und Mitarb. in diesem Heft S. 89.

Alle Bemühungen um eine entscheidende technische Vereinfachung des MEM-Testes haben bisher zu keinem Fortschritt geführt [155, 59, 74, 49, 156, 157].
Wir hatten den allgemeinen Suchtest als ein Verfahren definiert, das Tumoren verschiedener Art und Lokalisation „irgendwo im Organismus" signalisiert. Der Begriff sollte dahin ergänzt werden, daß möglichst die fruhen progressiven Tumorstadien erfaßt und von gutartigen Zellneubildungen abgegrenzt werden. In unserem Institut wurde der Gedanke, Bakterien für die allgemeine Krebsfrüherkennung einzusetzen, seit Mitte der 60er Jahre systematisch verfolgt und anhand eines analytischen Maus-Tumor-Tetanus-Modells experimentell begründet [170]. In der folgenden Abbildung (Abb. 15) wird das erarbeitete Testprogramm mit syngenen, allogenen und xenogenen Tumor-Wirt-Systemen einschließlich virusinduzierter Tumoren der Maus und chemisch induzierter Tumoren der Ratte vorgestellt. In der linken Kolumne befindet sich die Testtier-Spezies, gefolgt von der Spendertierart und der Art der transplantierten Tumorzellen bzw. des zur Tumorinduktion verwendeten chemischen Karzinogens. Die dritte Kolumne gibt die Lebend-Zelldosis im Vitalfarbe-Test an. Die Wachstumskriterien der vierten und fünften Kolumne betreffen die subkutane Tumorangehrate (%) sowie die Tetanussporen-Infektions-Dosis 50 (das ist die Sporenmenge, die 50% der wachsenden Tumoren anzeigt) [171].
Alle aufgeführten Tumoren verhielten sich im Tetanus-Test der Maus oder Ratte reaktiv. Die folgenden Tatsachen verdienen besondere Beachtung:

1. Die subkutane Wachstumspotenz der Tumoren wird durch die Tumorangehrate als Funktion der Tumorzelldosis widergespiegelt: 10^5 Tumorzellen der Mäusetumoren, 10^6 Tumorzellen und darüber der Rattentumoren im xenogenen Mäusetest oder allogenen Rattentest.
2. Die Tetanussporen ID 50 beträgt 10^2, wenn Aszites-Tumorzellen der Maus injiziert werden, 10^3, wenn Zellen aus solid wachsenden Mäusetumoren oder Ratten-Aszites-Tumorzellen bei der Maus injiziert werden. Das deutet darauf hin, daß die Wachstumspotenz der Tumoren und die Menge der zur Tetanus-

infektion führenden Sporen invers korrelieren: je stärker das Tumorwachstum, desto geringer die Tetanussporen ID 50.

3. Nach intravenöser Sporeninjektion liegt die Sporen ID 50 mindestens 3 Zehnerpotenzen höher als nach subkutaner Injektion, wenn Tumorzellen und Sporen vor der Applikation vermischt werden (Vergleich der letzten 5 Zeilen mit den ersten 3 Zeilen der Rattentumor-Tests). Das zeigt, daß sich die Sporen nach systematischer Applikation im ganzen Tumorwirt verteilen und daß der Tumor nur jenen Bruchteil an Sporen erhält, der seiner Masse und Durchblutung (im Vergleich zur Körpermasse des Wirtes) adäquat ist. Auch hier besteht eine in-

Test-Tiere	Tumorzellen Tierart	Zelldosis Vitalfarbtest	Wachstum Tumor s. c. Angehrate [%]	Klostridiensporen ID 50 s. c.
Maus (AB)	Ehrlich-Aszites-Karzinom (Maus)	1×10^5	95	1×10^2
Maus (AB)	Lymphosarkom-Aszites (Maus)	1×10^5	90	1×10^2
Maus (DBA/NMRI)	Leukämie 1210-Aszites (Maus)	1×10^5	100	1×10^2
Maus (CBA/Bln)	Mamma-Adenokarzinom (Maus)	1×10^5	100	1×10^3
Maus (17/Bln)	Graffi-Virusleukämie (Maus)	1×10^5	100	1×10^3
Maus (Dečin)	Hepatom-Aszites (Ratte)	1×10^6	75	1×10^3
Maus (Dečin)	Walker-Aszites-Karzinom (Ratte)	1×10^6	66	1×10^3
Maus (Dečin)	Yoshida-Aszites-Sarkom (Ratte)	1×10^6	100	1×10^3
Ratte (Wistar)	Walker-Aszites-Karzinom (Ratte)	3×10^6	90	5×10^6 i. v.
Ratte (Wistar)	Yoshida-Aszites-Sarkom (Ratte)	3×10^6	100	2×10^6 i. v.
Ratte (Wistar)	Methylcholanthren s. c.		100	2×10^6 i. v.
Ratte (Wistar)	Buttergelb (orale Sondung)		85	5×10^6 i. v.
Ratte (Wistar)	Diathylnitrosamin (orale Sondung)		95	2×10^6 i. v.

Abb. 15. Tumor-Tetanus-Test (171)

verse Korrelation, denn je schneller der Tumor wächst und je größer er zur Zeit der Sporeninjektion ist, desto geringer wird die Sporen ID 50, die auf dem Blutweg in den Tumor eingesät werden muß.

Die Empfindlichkeit dieses Tumor-Tetanus-Tests liegt zwischen 0,1 und 1 mg Tumorzellmasse pro Maus. Erhöhen wir die Sporendosis um eine Zehnerpotenz, gelangen wir zur Sporen ID 100. Das ist die Sporenmenge, die alle progredienten Experimentaltumoren in der angegebenen Tumorgröße signalisiert. Übertragen wir unsere Erfahrungen auf einen Krebsfrühtest beim Menschen, der mit apathogenen anaeroben Sporenbildern und empfindlichen serologischen Testmethoden durchzuführen ist (vgl. [138, 140, 139]), so wäre die Chance, einen Tumor von etwa 3 mm Durchmesser anzuzeigen, wie folgt zu kalkulieren: Ausgehend von der Annahme, daß etwa 10^5 Klostridienstäbchen eine nachweisbare Antikörpermenge induzieren, könnten nach intravenöser Injektion von 10^{10} Sporen der millionste Teil, also 10^4 Sporen, in den Tumor gelangen; von diesen könnten 10^3 auskeimen und in 7 Generationen zu der postulierten Stäbchenpopulation heranwachsen (vgl. [194]).

Die Frage nach der „inneren" Korrelation zwischen Tumorwachstum und Klostridienvermehrung haben wir in einem Modellversuch mit der subkutan solid wachsenden Leukämie 1210 und einer DNS-Phase-spezifischen, synchronisierenden Chemotherapie näher untersucht (vgl. [57]). Die Frage lautet: Bleiben die mitproliferierenden Klostridien durch eine selektive Hemmung der Tumorzellen unbeeinflußt?

Mäusegruppen mit je 40 Tieren erhielten subkutan $7{,}5 \times 10^5$ Leukämiezellen bzw. $7{,}5 \times 10^5$ Leukämiezellen plus 30 Tetanussporen (Abb. 16). Der synchronisierende Therapiestoß wurde am 3. Tag nach der Tumorzellgabe bzw. Tumor-

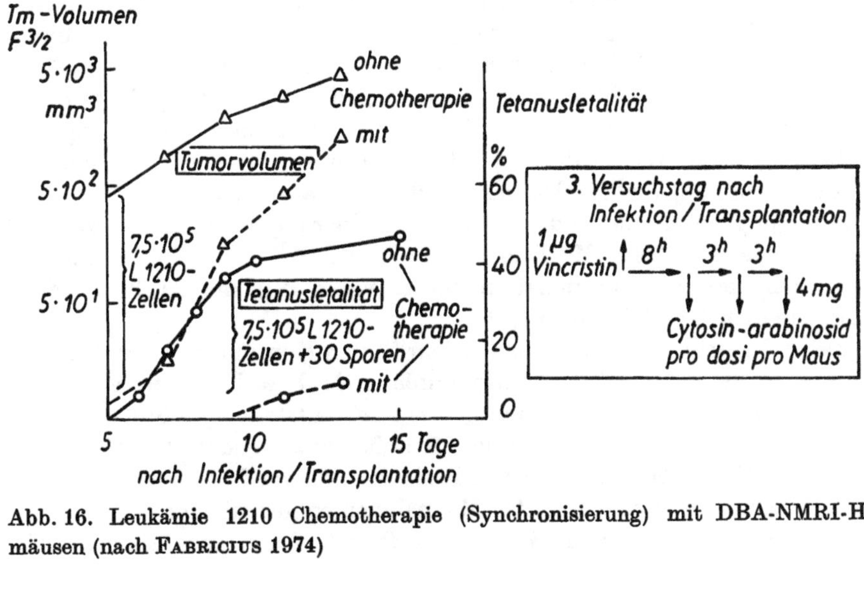

Abb. 16. Leukämie 1210 Chemotherapie (Synchronisierung) mit DBA-NMRI-Hybridmäusen (nach Fabricius 1974)

zellen-Tetanussporen-Injektion verabfolgt. Die Therapie bestand aus einer Vorspritze Vincristin, gefolgt von 3 Injektionen Cytosin-arabinosid in den angegebenen Dosen und Zeitintervallen. Die behandelte Tumorgruppe zeigte einen um 4 bis 5 Tage verzögerten Wachstumsverlauf des Tumors, der mit dem signifikanten Rückgang der Tetanussterblichkeit der Tumor-Tetanus-Gruppe nach der Therapie vergleichbar ist: es starben 3 von 40 behandelten Tieren an Tetanus gegenüber 18 von 40 unbehandelten Mäusen. Diese positive Korrelation zwischen Tumorwachstum und Klostridienvermehrung (gemessen am Tumorvolumen und der Tetanusletalität) läßt sich als direkte Abhänigkeit der Klostridiendynamik von der Tumorzellkinetik interpretieren, wenn die Klostridien in entsprechenden Kontrollversuchen durch die verwendeten Antimetabolite in vitro nicht gehemmt werden. Diesbezügliche Experimente bestätigen unsere Annahme: die Tetanusklostridien werden durch die erreichbaren Blutspiegelwerte der Zytostatika in vitro nicht gehemmt.

In diesem Versuch erkennen wir die Bedeutung der Wachstumskinetik des Tumors im Sinne einer „Schrittmacherfunktion“ für die Test-Klostridien. Wir können daher die erste der drei Fragen zum Krebs-Frühtest dahingehend beantworten, daß der Tumor-Klostridien-Test die Wachstumsfraktion des Tumors signalisiert. Die zweite Frage nach der Sensitivität haben wir mit 0,1—1 mg vitaler Tumorzellmasse pro Maus angegeben. Probleme der Spezifität und Überführbarkeit wollen wir an anderer Stelle diskutieren ([172], vgl. auch den letzten Beitrag in diesem Heft S. 95).

Wachstumsbiologie und Krebsrisikogruppen

Nach allem, was wir über die Kinetik und Populationsdynamik des Krebswachstums wissen, können wir sagen, daß es dem regenerativen Typ der Mausergewebe ähnlich ist [116, 117]. Wahrscheinlich liegt die entscheidende Störung auf der Differenzierungsebene der Stammzell-Linien [21, 152, 153]. Kurz gefaßt können wir Krebswachstum als fortgesetzte Dysbalance zwischen Zelluntergang und Zellneubildung zugunsten letzterer verstehen. Unsere entscheidende Wissenslucke bezieht sich auf die Wachstumskinetik der Prätumorphase, die Yoshida [203] als das „mythologische Stadium“ im Ablauf einer Krebskrankheit bezeichnet hat. Es gibt bis jetzt keine Möglichkeit, die Zahl der Krebszellen zu schätzen, mögen sie unifokal oder multifokal entstehen (vgl. [177]), die als Startelement eines Tumors in Betracht kommen.

Trotz dieser Unsicherheit bietet das „Mehr-Stufen-Kontinuum“ der Karzinogenese von Berenblum [27, 28], das durch viele Forscher weiterentwickelt wurde, für die Praxis einen Anhaltspunkt, die Krebsentstehung in Stufen auf den Wachstumsverlauf der Solidtumoren des Menschen anzuwenden. Die Hypothese beinhaltet eine Zeitskala voraussagbarer Ereignisse, die im Prinzip einer Planung primär und sekundär prophylaktischer Maßnahmen entgegenkommt [161].

Klassisches Beispiel für einen Mehr-Stufen-Prozeß der Kanzerisierung beim

Menschen ist der Gebärmutterhalskrebs ([56, 161, 26], vgl. auch [105]). Formulieren wir die Mehr-Stufen-Hypothese unter Berücksichtigung biologischer Einflußgrößen, so erhalten wir fünf Bedingungen und Phasen der malignen Transformation:

1. Ein bevorzugt junger kanzerisierungsfähiger Organismus [85].
2. Ein spezifischer karzinogener Reiz („Initiator") [28].
3. Eine ausreichend lange Latenz (vgl. [51]).
4. Ein Zeit-Dosis-gerecht wirkendes Kokarzinogen („Promotor") (vgl. [88, 89, 110]).
5. Eine genetisch, immunregulatorisch und/oder hormonal veränderbare Progression ([113, 32, 50, 47, 149, 124, 62], vgl. auch [63]).

Im Rahmen dieses Stufenmodells erkennt man bei der Bildung von Risikogruppen zur Früherkennung des Zervixkarzinoms Schlüsselfaktoren [161], die auf eine exogene Ursache hinweisen: es sind früher Sexualkontakt und Zahl der Partner. Die anderen sozial-medizinischen und -ökonomischen Faktoren wiegen mehr indirekt [161, 162]. So gleicht das Zervixkarzinom formal einer durch Sexualkontakt übertragbaren Krankheit mit geringer Infektiosität. Aus der Kohorten-Analyse, d. h. der nach Geburtsjahrgängen aufgeschlüsselten, standardisierten Zervixkarzinomsterblichkeit, kann nicht geschlossen werden, daß die Ursache viral bedingt sein muß [8], selbst wenn der Schlüsselfaktor des Zervixkrebs-Risikos nach Beral [26] dem Expositionsmuster von durch Sexualkontakt übertragbaren Krankheiten bei Jugendlichen und jungen Erwachsenen folgt. Das Beispiel zeigt aber, daß die tumorvirologische Forschung, ungeachtet der Ätiologie dieser und anderer häufiger Krebsarten, helfen kann, Risikofaktoren aufzudecken, wie dies die zahlreichen jüngeren Arbeiten über Herpes genitalis und Zervixkrebs unterstreichen [163, 173, 37, 154, 5, 6, 4, 164, 75, 76, 92].

Treffen wie bei dieser Krebslokalisation Einfachheit und Treffsicherheit des zytodiagnostischen Suchtests mit einer angemessenen Krebshäufigkeit der zu untersuchenden Bevölkerung zusammen und bieten sich darüber hinaus experimentelle Möglichkeiten der Risikogruppenfahndung durch den Einsatz virologisch-serologischer Untersuchungsmethoden, so sind die Bedingungen für eine Vorsorge-Untersuchung viel günstiger als für viele andere wichtige Krebslokalisationen (vgl. auch [97]). Fortschritte der tumorvirologischen Arbeiten werden der Risikogruppenforschung neue Impulse geben. Die Isolierung von Oncorna-Viruspartikeln aus menschlichen Zell-Linien (vgl. [78]) bietet die Möglichkeit, z. B. Virusproteinantigene rein darzustellen und mit serologischen Methoden (Ouchterlony-Technik oder empfindlichere Immuntechniken) nach Antikörpern in Sera von suspekten Probanden zu suchen (Bierwolf, [33]).

Eine eigene Problematik der Risikogruppen bieten die Präkanzerosen (vgl. [208]). Ursprünglich als prämelanomatöser Zustand der Haut verstanden ([52], vgl. [142]), liegt die Schwierigkeit für den Pathologen darin, daß es kein gemeinsames histologisches Charakteristikum für die Entartungstendenz der Präneoplasie gibt. So läßt sich das Malignisierungsrisiko der einzelnen präneoplastischen Zustände schwer in Zahlen fassen [11]. ROBBINS [160] sagt hierzu: „Die anatomische Diagnose ist teils Wissenschaft, teils Kunst. Wir brauchen sensitive spezifische Kriterien, um die Frühdiagnose des Krebses objektiv zu stellen". Einen universellen Test zur Aufdeckung von Risikofaktoren der sozialhygienisch bedeutsamen Krebsarten gibt es noch nicht. Erinnert sei aber an die erhöhten CEA-Blutspiegel-Werte bei einem Teil der Raucher, der Patienten mit chronisch atrophischer Gastritis, mit Leberzirrhose und Colitis ulcerosa [86]. Soll man diese CEA-Titer als Zeichen für noch gutartige Vorstufen zur malignen Entartung auffassen? — Die hohe In-vitro-Transformationsrate durch Tumorviren von Hautfibroblastenkulturen der Patienten mit genetisch bedingtem Krebsrisiko oder der alten Menschen [136, 73] und das bekannte hohe Lymphom-Leukämie-Lymphogranulomatose-Risiko der Personen mit erblich rezessiven Immundefekten sollen nicht unerwähnt bleiben [87, 25, 103].

Schlußfolgerung und Zusammenfassung

Krebsfrüherkennung umfaßt im weiteren Sinn neben neuen Organisationsformen, den Vorsorge-Untersuchungen und der Risikogruppen-Forschung ein Programm zur Entwicklung neuer Testsysteme sowie zur Verbesserung und Standardisierung vorhandener Methoden lokalspezifischer und allgemeiner Art. Die Wahl des einzelnen Testsystems richtet sich nach der Tumorlokalität: klinische Untersuchung, Zytodiagnostik, Endoskopie, Strahlendiagnostik, Blutdiagnostik für die Tumorimmunologie, die Hormon- und Enzymanalytik. Die technische Vervollkommnung zielt auf die Erhöhung der Spezifität, die Automatisierung oder Teilautomatisierung der Versuchsschritte und die Datenverarbeitung. Zu erarbeitende Testbestecke erforden die Standardisierung der Testreagenzien, Normierung der Technik, der Ablesung und der Bewertung der Testergebnisse.

Erfahrungsgemäß erhöhen sich Sensitivität und Spezifität eines Suchtests durch Kombination verschiedener Meßmethoden oder durch schrittweise Annäherung an bessere Qualitäten der Differenzierung nach Durchschreiten verschiedener Testebenen. Sind die Leistungskriterien und das, was gemessen wird, bekannt, so können allgemeine Suchtests den lokalspezifischen vorgeschaltet werden. Sie können auch zur Verlaufskontrolle und Prognostik bekannter präneoplastischer und neoplastischer Prozesse oder zur diagnostischen Klärung von unentschiedenen Situationen dienen. Neue Testsysteme werden an bekannten, histologisch gesicherten Tumorfrühformen nach Vortestung an gesunden Kontrollpersonen erprobt. Zellkinetische Daten der entsprechenden Tumorläsionen ergeben neben Anhaltspunkten für das therapeutische Vorgehen quantitative Bezugsgrößen für die Untersuchung im mikrobiologischen Tumortest. Die Abgrenzung von entzündlich-regenerativen Zellneubildungen kann an internistischen Patienten mit Kollagenosen, dem rheumatischen Formenkreis und infektiösen Granulomen sowie an Blutspendern mit erhöhtem Umsatz der hämatopoetischen Gewebe erfolgen. Es muß genügend Serum der Probanden bereitgestellt werden, um zu späterer Zeit Nachfolge-Untersuchungen mit weiterentwickelten Methoden durchführen zu können.

Die Möglichkeit des Nachweises von tumorassoziierten Antigenen im Nanogramm-Bereich hat die sensitive Radio-Immuntechnik in den Vordergrund der methodologischen Arbeit gerückt und dieses Gebiet zu einem wichtigen Forschungsobjekt der allgemeinen und der Organkarzinom-Diagnostik gemacht. Allerdings konnte die Suchtest-Problematik mit den gegenwärtig zur Verfügung stehenden Testsystemen und Reagenzien noch nicht gelöst werden. Der kombinierte Einsatz mit anderen immunologischen Systemen tumorvirologischer, humoraler und zellulärer Natur erscheint für die Frühuntersuchung bestimmter Tumorlokalisationen diskutabel. Die Weiterentwicklung und Überführung des mikrobiologischen Testverfahrens geschieht in Zusammenarbeit mit Laboratorien und Klinikeinrichtungen der Onkologie sowie mit Hersteller- und Prüfinstituten. Apathogene diagnostische Bakterien entsprechen attenuierten Lebendimpfkeimen und unterliegen den Durchführungsbestimmungen des Arzneimittelgesetzes der DDR.

Als Nahziel einer Komplexstudie ist die Erarbeitung von Charakteristika bestimmter Frühformen von sozialhygienisch bedeutsamen Tumoren mit allgemeinen und lokalspezifischen spezialisierten Testmethoden anzustreben. Die Studie kann zugleich der Erstellung und Abgrenzung von Risikogruppen wie auch der Erprobung neuer Suchtest-Systeme und deren Bewertung dienen. Erst eine bessere Kenntnis der klinisch stummen Wachstumsphase an schwierig erreichbaren Wachstumsorten wird es ermöglichen, nach dem Vorbild und den Erfahrungen der Vorsorge-Untersuchungen der Cervix uteri Früherkennungsprogramme für andere sozialhygienisch wichtige Tumorarten aufzustellen.

Für gewissenhafte Mitarbeit bei der Auswahl und Bereitstellung der Literatur danke ich Frau E.-M. Fabricius.

Literaturverzeichnis

[1] Abelev, G. I.: Study of the antigenic structure of tumors. Acta Unio. Intern. Contra Cancrum 19 (1963), 80–82.

[2] Abelev, G. I.: Alpha-fetoprotein in ontogenesis and its association with malignant tumors. Adv. Cancer Res. 14 (1971) 295–358.

[3] Abelev, G. I.: Alpha-fetoprotein as a marker of embryo-specific differentiations in normal and tumor tissues. Transpl. Rev. 20 (1974) 3–37.

[4] Adam, E., R. H. Kaufmann, J. L. Melnick, A. H. Levy und W. E. Rawls: Seroepidemiologic studies of herpesvirus type 2 and carcinoma of the cervix. Amer. J. Epidem. 98 (1973) 77–87.

[5] Adam, E., A. H. Levy, W. E. Rawls und J. L. Melnick: Seroepidemiologic studies

of Herpes-virus type 2 and carcinoma of the cervix. I. Case-control matching. J. Natl. Cancer Inst. **47** (1971) 941—951.

[6] ADAM, E., S. D. SHARMA, O. ZEIGLER, K. IWANOTO, J. L. MELNICK, A. H. LEVY und W. E. RAWLS: Seroepidemiologie studies of Herpes-virus type 2 and carcinoma of the cervix. II Uganda. J. Natl. Cancer Inst. **48** (1972) 65—72.

[7] ALEXANDER, P.: Foetal „Antigens“ in cancer. Nature **235** (1972) 137—140.

[8] ALEXANDER, E. R.: Possible etiologie of cancer of the cervix other than Herpes-virus. Cancer Res. **33** (1973) 1485—1490.

[9] ALTENBRUNN, H.-J.: Positive Tumordarstellung mit radioaktiven Isotopen und markierten Verbindungen. Habilitationsschrift. Humboldt-Univ. Berlin 1969.

[10] AMBROSE, K. R., N. G. ANDERSON und J. H. COGGIN: Interruption of SV 40 oncogenesis with human foetal antigen. Nature **233** (1971) 194—195.

[11] Anonym: Prevention of Cancer. W'ld. Hlth. Org. techn. Rep. Ser. **276** (1964) 3—53.

[12] Anonym: Early detection of cancer. WHO Techn. Rep. Ser. **422** (1969) 1—35.

[13] ARNOLD, W., und A. GRAFFI: Experimental metastasizing in syngeneic and autochthonous tumour-host systems. Acta biol. med. Germ. **29** (1972) K7—K13.

[14] AYRE, J. E.: Cancer cytodiagnosis in physicians office. Med. Times **90** (1962) 680—691.

[15] BAGSHAWE, K. D.: Tumour-associated antigens. Brit. Med. Bull. **30** (1974) 68—73.

[16] BALLARD, D., und J. SKLANSKY: Tumor detection in radiographs. Computers and Biomedical Res. **6** (1973) 299—321.

[17] BANJO, C., P. GOLD, C. W. GEHRKE, S. O. FREEDMAN und J. KRUPEY: Preparation and isolation of immunologically active glycopeptides from carcinoembryonic antigen (CEA). Intern. J. Cancer **13** (1974) 151—163.

[18] BANJO, C., J. SHUSTER und P. GOLD: Intermolecular heterogeneity of the carcinoembryonic antigen. Cancer Res. **34** (1974) 2114—2121.

[19] BARASH, I. M., B. S. PASTERNAK, L. VENET und W. I. WOLFF: Quantitative thermography as a predictor of breast cancer. Cancer **31** (1973) 769—776.

[20] BARTELS, P. H., S. F. BAHR, M. BIBBO und G. L. WIED: Objective cell image analysis. Histochem. and Cytochem. **20** (1972) 239—254.

[21] BASERGA, R.: The relationship of the cell cycle to tumor growth and control of cell division: A review. Cancer Res. **25** (1965) 581—595.

[22] BÉLANGER, L., M. BÉLANGER, L. PRIVE, J. LAROCHELLE, M. TREMBLAY und G. AUBIN: Tyrosinémie Héréditaire et alpha-1-foetoproteine. I. Intéret clinique de l-alph-foetoproteine dans la tyrosinémie héréditaire. Pathol. Biol. **21** (1973) 449—455.

[23] BELLIVEAU, N. J.: Thermographie et mammographie dans le cancer du sein. L'Union Méd. Canada **100** (1971) 2190—2194.

[24] BELLIVEAU, R. E., P. H. WIERNIK und E. A. SICKLES: Blood carcinoembryonic antigen, regan isoenzyme, and human chorionic gonadotropin in a man with primery mediastinal choriocarcinoma. Lancet **1** (1973) 22—24.

[25] BENACERRAF, B., und H. O. MCDEVITT: Histocompatibility-linked immune response genes. Science **175** (1972) 273—279.

[26] BERAL, V.: Cancer of the cervix: A sexually transmitted infection? Lancet **I** (1974) 1037—1040.

[27] BERENBLUM, I.: The mechanism of carcinogenesis. A study of the significance of cocarcinogenic action and related phenomena. Cancer Res. **1** (1941) 807—814.

[28] BERENBLUM, I.: A speculative review: The probable nature of promoting action and its significance in the understanding of the mechanism of carcinogenesis. Cancer Res. **14** (1954) 471—477.

[29] Berlin, N. I.: Programs and plans of the national cancer institute for the research and application of research methods in diagnostics to the diagnosis of cancer. Cancer **33** (1974) 1705–1711.

[30] Berndt, H.: Grundsätzliche Probleme der Früherkennung des Krebses. Arch. Geschwulstforsch. **38** (1971) 287–309.

[31] Berndt, H., Gietzelt, F., H. Gummel und G. P. Wildner: Leitsätze zur Verhutung, Erkennung und Behandlung des Krebses. Dtsch. Gesundheitswesen **20** (1965) 2093 bis 2102, 2137–2142, 2177–2185.

[32] Bielschowsky, F., und W. H. Hall: Brit. J. Cancer **5** (1951) 331–344.

[33] Bierwolf, D.: persönliche Mitteilung 1975.

[34] Braeuning, H.: Der Beginn der Lungentuberkulose beim Erwachsenen. Thieme-Leipzig 1938.

[35] Brehm, G., und K. E. Seeberger: Wärmestrahlungsmessungen über Hauttumoren. Arch. klin. exper. Derm. **238** (1970) 217–227.

[36] Caspary, E. A., und E. J. Field: Specific lymphocyte sensitization in cancer: Is there a common antigen in human malignant neoplasia? Brit. Med. J. **2** (1971) 613–617.

[37] Catalano, L. W., und L. D. Johnson: Herpes-virus antibody and carcinoma in situ of the cervix. JAMA **217** (1971) 447–450.

[38] Cinader, B.: Immunodiagnostic tests for cancer. C.M.A. J. **107** (1972) 7–9.

[39] Cinader, B.: The future of tumor immunology. Med. Clin. North America **56** (1972) 801–836.

[40] Collins, V. P., R. K. Loeffler und H. Tivey: Observations on growth rates of human tumors. Amer. J. Roentgenol. **76** (1956) 988–1000.

[41] Dallenbach-Hellweg, G.: Differenzierung der normalen und der karzinomatösen Vaginalepithelzelle. Normale, abnormale und atypische Differenzierungsvorgänge. Zytologische Kriterien der malignen Zelle. Beiträge Path. **147** (1972) 71–79.

[42] Damadian, R.: Tumor detection by nuclear magnetic resonance. Science **171** (1971) 1151–1153.

[43] Damadian, R., K. Zaner, D. Hor und Th. di Maio: Human tumors detected by nuclear magnetic resonance. Proc. Natl. Acad. Sci. USA **71** (1974) 1471–1473.

[44] Damadian, R., K. Zaner, D. Hor, T. di Maio, L. Minkoff und M. Goldsmith: Nuclear magnetic resonance as a new tool in cancer research: Human tumors by NMR. Ann. N. Y. Acad. Sci. **222** (1973) 1048–1076.

[45] Denck, H., und E. Zwintz: Die Operationsindikation bei Verdacht auf Bronchuscarcinom. Das „Risiko" der Fehlbeurteilung. Pneumologie **146** (1971) 148–158.

[46] Denk, H., G. Tappeiner, R. Eckerstorfer und J. H. Holzner: Carcinoembryonic antigen (CEA) in gastrointestinal and extragastrointestinal tumors and its relationship to tumor-cell differentiation. Int. J. Cancer **10** (1972) 262–272.

[47] Devitt, H. O. Mc.: Invited discussion: Genetic factors in immune responsiveness. Natl. Cancer Inst. Monogr. **36** (1973) 135–136.

[48] Dhar, P., T. Moore, N. Zamcheck und H. Z. Kupchik: Carcinoembryonic antigen (CEA) in colonic cancer. Use in preoperative and postoperative diagnosis and prognosis. JAMA **221** (1972) 31–35.

[49] Dickinson, I. P., E. A. Caspary und E. J. Field: A common tumor specific antigen. I. Restriction in vivo to malignant neoplastic tissue. Brit. J. Cancer **27** (1973) 99 bis 105.

[50] Dontenwill, W.: Die endokrinen Regulationen hyperplastischer und maligner Gewebsproliferationen. Verh. Dtsch. Ges. Path. **45** (1961) 74–92.

[51] DRUCKREY, H., und D. SCHMÄHL: Quantitative Analyse der experimentellen Krebserzeugung. Naturwiss. **49** (1962) 217—228.

[52] DUBREUILH, W.: De la mélanose circonscrite précancérose. Ann. Derm. Syph. (Paris) Ser. **5**, 3 (1912) 129—150, 205—230.

[53] DUNLAP, C. L., und H. G. ROBINSON: Practical application of experimental cancer research. J. Amer. Med. Association **215** (1971) 457—458.

[54] EMRICH, D.: Tumordiagnostik mit radioaktiven Substanzen. Dtsch. Med. Wschr. **97** (1972) 1258—1262.

[55] ENGELHARDT, N. V., A. I. GOUSSEV, L. J. SHIPOVA und G. I. ABELEV: Immunofluorescent study of alpha-foetoprotein (αfp) in liver and liver tumours. I. Technique of αfp localization in tissue sections. Int. J. Cancer **7** (1971) 198—206.

[56] ESCHBACH, W.: Onkogen-infektöses Nukleoproteid und Kanzerisierungsstufen des Collum uteri. Arch. Geschwulstforsch. **37** (1971) 352—367.

[57] FABRICIUS, E.-M.: Die wachstumshemmende Wirkung von Vincristin plus Cytosinarabinosid im Maus-Tumor-Tetanus-Test am Beispiel der Leukämie 1210 bei DBA/NMRI-Hybrid-Mausen. Ingenieurarbeit Berlin 1974, 1—55.

[58] FIELD, E. J., und E. A. CASPARY: Lymphocyte sensitisation: on in-vitro test for cancer? Lancet II (1970) 1337—1341.

[59] FIELD, E. J., E. A. CASPARY und K. S. SMITH: Macrophage electrophoretic mobility (MEM) test in cancer. Brit. J. Cancer **28** (Suppl. I), (1973) 208—214.

[60] FISCHEDICK, O., und R. EVERS: Möglichkeiten und Grenzen der Xeroradiographie der Brust. Fortschritt Rontgenstrahlen u. Nuklearmed. **119** (1973) 389—399.

[61] FOCHEM, K., und K. PFLANZER: Eine neue Untersuchungsmöglichkeit der Mamma: Die Plattenthermographie. Wien. klin. Wschr. **86** (1974) 664—666.

[62] FOULDS, L.: The natural history of cancer. J. Chron. Dis. **8** (1958) 2—37.

[63] FOULDS, L.: In: Hormone in Genese und Therapie des Mammacarcinoms. Akademie-Verlag, Berlin 1967, 3—19.

[64] FRIDRICH, R., J. T. LOCHER und E. JUBIN: Neuere Aspekte der Tumorszintigraphie. Kolloquium in klinischer Radiologie, 1. Juni 1971. Schweiz. med. Wschr. **102** (1972) 518—524.

[65] FROMMHOLD, W.: Einführung in das Thema (Aufgaben der Radiologie in der Vorsorgediagnostik). Z. Fortschr. a. d. Gebiet der Röntgenstr. u. Nuklearmed. Beiheft 1973, 103—105.

[66] GAUTHERIE, M., Y. QUENNEVILLE und C. GROS: Thermographie cholesterique. Feuilles de cristaux liquides. Applications cliniques, pharamacologiques et physiologiques et confrontation avec la thermographie infrarouge. Path. Biol. **22** (1974) 553—566.

[67] GEDIGK, P., R. MÜLLER und H. BECHTELSHEIMER: Nomenklatur und Einteilung gutartiger präkanzeröser und maligner Veränderungen an der Cervix uteri. Beitr. Path. **147** (1972) 57—70.

[68] GERSHON-COHEN, J., M. B. HERMEL und M. G. MURDOCK: Thermography in detection of early breast cancer. Cancer **26** (1970) 1153—1156.

[69] GILBERTSEN, V. A.: Improved prognosis for survival following earlier detection of cancer. Geriatrics **25** (1970) 149—154.

[70] GOLD, P., und S. O. FREEDMAN: Demonstration of tumor-specific antigens in human colonic carcinomata by immunological tolerance and absorption techniques. J. exp. med. **121** (1965) 439—462.

[71] GOLD, P., und S. O. FREEDMAN: Specific carcinoembryonic antigens of the human digestive system. J. exp. med. **122** (1965) 467—481.

[72] GOLDMAN, S. M., F. M. DOMINGUEZ, J. O. SALIK und M. VANDARWARKA: Xerography: Nonmammographic applications. South. Med. J. **67** (1974) 813—817.
[73] GOLDSTEIN, S.: The biology of aging. New Engl. J. Med. **285** (1971) 1120—1129.
[74] GOLDSTONE, A. H., L. KERR und W. J. IRVINE: The macrophage electrophoretic migration test in cancer. Clin. Exper. Immunol. **14** (1973) 469—472.
[75] GOODHEART, C. R.: Summary of informal discussion on oncogenicity of other Herpesvirus. Cancer Res. **33** (1973) 1443—1445.
[76] GOODHEART, C. R.: Biochemical approaches to detection of Herpes simplex virus type 2 in cervical carcinoma. Cancer Res. **34** (1974) 1136—1139.
[77] GORDENNE, W., und C. COLIN: La thermographie infrarouge et la thermographie par cristaux liquides. Nouv. Presse Méd. **4** (1975) 53—54.
[78] GRAFFI, A., D. BIERWOLF, R. WIDMAIER, E. BENDER, V. WUNDERLICH, M. RUDOLPH, E. MOTHES, A. NIEZABITOWSKI und G. PAPSDORF: In der Gewebekultur züchtbares Oncorna-Virus in malignen permanenten menschlichen Zellinien vom Embryo einer krebskranken Frau. Dtsch. Ges.wesen **29** (1974) 1489—1498.
[79] GREBE, S. F., H. SCHOEN, R. STECKENMESSER und N. HEGER: Die Möglichkeiten des Nachweises und der Lokalisation von malignen Tumoren mit der 67 Ga-Szintigraphie. Fortschr. Röntgenstr. **116** (1972) 73—76.
[80] GREEGOR D. H.: Detection of silent colon cancer in routine examination. Ca — Cancer J. Clin **19** (1969) 330—337.
[81] GREEGOR, D. H.: Occult blood testing for detection of asymptotic colon cancer. Cancer **28** (1971) 131—134.
[82] GREEN, N., S. S. KUROHARA und F. W. GEORGE: Cancer of the lung. An in depth analysis of prognostic factors. Cancer **28** (1971) 1229—1233.
[83] GROS, C., M. GAUTHERIE, F. ARCHER, P. HAEHNEL und C. COLIN: Classification thermographique des cancers mammaires. Bull. Cancer **58** (1971) 351—362.
[84] GROS, C., M. GAUTHERIE, P. BOURGAT und F. ARCHER: Les cristaux liquides en thermographie. Ann. Radiol. **13** (1970) 333—342.
[85] GROSS, L.: The role of viruses in the etiology of cancer and leukemia. JAMA **230** (1974) 1029—1032.
[86] HANSEN, H. J., J. J. SNYDER, E. MILLER, J. P. VANDEVOORDE, O. N. MILLER, L. R. HINES und J. J. BURNS: Carcinoembryonic antigen (CEA) assay. Human Path. **5** (1974) 139—147.
[87] HARRIS, I., und R. C. BAGAI: Immune deficiency states associated with malignant disease in man. Med. Clin. North Amer. **56** (1972) 501—514.
[88] HECKER, E.: Phorbol esters from croton oil chemical nature and biological activities. Naturwiss. **54** (1967) 282—284.
[89] HECKER, E.: Cocarcinogenic principles from the seed oil of croton tiglium and from other euphorbiaceae. Cancer Res. **28** (1968) 2338—2349.
[90] HENDRICK, J. C., und P. FRANCHIMONT: Radio-immunoassay of casein in serum of normal subjects and of patients with various malignancies. Europ. J. Cancer **10** (1974) 725—730.
[91] HERSH, T., F. B. HOLLINGER, R. K. GOYAL, M. N. GRUBB und J. L. MELNICK: Australia antigen and antibody and alpha-fetoglobulin in hepatoma patients. Int. J. Cancer **8** (1971) 259—263.
[92] HEYERDAHL, T. D.: Type I and type II herpes virus and abnormal cervical cytology. J. Irish Med. Assoc. **67** (1974) 445—447.
[93] HOEFFKEN, W.: Mammographie und Thermographie der weiblichen Brust als Vor-

sorgeuntersuchung. Z. Fortsch. a. d. Gebiet der Röntgenstr. u. Nuklearmed. Beiheft 1973 124–126.

[94] HOFMANN, H., H. G. NEUMANN, G. SEIDENSCHNUR: Probleme der Früherfassung des Zervixkarzinoms II. Modell zur Reihenuntersuchung einer weiblichen Population auf Computerbasis. Arch. Geschwulstforsch. **40** (1972) 362–376.

[95] HOLBURN, A. M., J.-P. MACH, D. MACDONALD und M. NEWLANDS: Studies of the association of the A, B und lewis blood group antigens with carcinoembryonic antigen (CEA). Immunology **26** (1974) 831–843.

[96] HOLMAN, B. L., W. D. KAPLAN, M. K. DEWANGEE, C. P. FLIEGEL, M. A. DAVIS, A. T. SKARIH, D. S. ROSENTHAL und J. CHAFFEY: Tumor detection and localization with 99m Tc-Tetracyclıne. Radiology **112** (1974) 147–153.

[97] HOLZNER, J. H.: Das Problem der Krebsgefahrdung — Die Bedeutung der Risikogruppen. Österr. Z. Krebsforsch. **26** (1971) 309–313.

[98] HUTCHISON, G. B., und S. SHAPIRO: Lead-time gained by diagnostic screening for breast cancer. J. Natl. Cancer Inst. **41** (1968) 665–681.

[99] ISRAEL, L., und P. CHALINIAN: De L'impossibilité de guériv les cancers bronchiques par la chirurgie seule. La Presse Med. **77** (1969) 389–394.

[100] JAVETT, S. L.: Early diagnosis of cancer — fact or fiction? South African Med. J. **47** (1973) 363.

[101] JONES, C. H., und J. W. DRAPER: A comparison of infrared photography and thermography in the detection of mammary carcinoma. Brit. J. Radiol. **43** (1970) 507–516.

[102] KAWASHIMA, Y., S. INO, K. TASHIRO, M. TACHIBANA und T. MASUKAWA: Mass cervical screening program by irrigation smear in Japan. Obst. Gynecol. **32** (1968) 17–23.

[103] KERSEY, J. H., B. D. SPECTOR und R. A. GOOD: Immunodeficiency and cancer. Adv. Cancer Res. **18** (1973) 211–230.

[104] KITAGAWA, T., T. YOKOCHI, H. SUGANO: Alpha-fetoprotein and hepatocarcinogenesis in rats fed 3′-Methyl-4-(Dimethylamino) azobenzene or N-2-Fluorenylacetamide. Inter. J. Cancer **10** (1972) 368–381.

[105] KLEIN, G.: Summary of papers delivered at the conference on herpesvirus and cervical cancer. Cancer Res. **33** (1973) 1557–1563.

[106] KLEIST, S. VON: Substances immunologically related to CEA. Ann. D'Immunol. **124** (1973) 589–593.

[107] KLEIST, S. VON, G. CHAVANEL und P. BURTIN: Identification of an antigen from normal human tissue that crossreacts with the carcinoembryonic antigen. Proc. Natl. Acad. Sci. USA **69** (1972) 2492–2494.

[108] KOLODZIEJSKA, H., und E. EASSON: Mass screening in cancer control. Neoplasma **21** (1974) 189–193.

[109] KOSS, L. G.: In memoriam George Nicholas Papanicolaou. Therapeut. Berichte **34** (1962) 205.

[110] KREIBICH, G., I. WITTE und E. HECKER: Oh the biochemical mechanism of tumorigenesis in mouse skin. Z. Krebsforsch. **76** (1971) 113–123.

[111] KUPCHIK, H. Z., N. ZAMCHECK und C. A. SARAVIS: Immunochemical studies of carcino embryonic antigens: Methodologic considerations and some clinical implica. tions J. Natl. Cancer Inst. **51** (1973) 1741–1749.

[112] KUTTER, D., A. P. M. VAN OUDHEUSDEN, A. G. HILVERS, K. NECHVILE, T. VAN BUUL und P. U. KOLLER: Die Brauchbarkeit eines neuen Teststreifens zum Nachweis von Erythrozyten und Hämoglobulin im Harn. Dtsch. Med. Wschr. **99** (1975) 2332–2335.

[113] Lacassagne, A.: Appartion de cancers de la mamelle chez la souris mâle soumise á des infections de folliculine. Compt. rend. Acad. Sci. **195** (1932) 630–632.
[114] Laird, A. K.: Dynamics of tumor growth. Brit. J. Cancer **18** (1964) 490–502.
[115] Laird, A. K.: Dynamics of growth in tumors and in normal organisms. Natl. Cancer Inst. Monogr. **30** (1969) 15–28.
[116] Lala, P. K.: Studies on tumor cell population kinetics. In: H. Busch, Methods in cancer research 6, Acad. Press N. Y. — London 1971, 3–95.
[117] Lala, P. K.: Cellkinetics and cancer. Proc. XIth. Int. Cancer Conf. Abstr. 1. Conf.-Symp. — Workshops, Florence 20.–26. 10. 74.
[118] Lang, H.: Wege zur Krebsdiagnostik. Dtsch. Apotheker Zeitung **113** (1973) 1–10.
[119] Lapayowker, M. S., H. L. Kundel und M. Ziskin: Thermographic patterns of the female breast and their relationship to carcinoma. Cancer **27** (1971) 819–822.
[120] Laurence, D. J. R., und A. M. Neville: Foetalantigens and their role in the diagnosis and clinical management of human neoplasms: A review. Brit. J. Cancer **26** (1972) 335–355.
[121] Lavender, J. P., J. Lowe, J. R. Barker, J. I. Burn, M. A. Chaudhri: Gallium 67 citrate scanning in neoplastic and inflammatory lesions. Brit. J. Radiol. **44** (1971) 361–366.
[122] Lehmann, F.-G., D. Lehmann und G. A. Martini: Empfindlicher Nachweis von Alpha-1-Foetoprotein im Serum durch passive Hamagglutination. Klin. Wschr. **52** (1974) 216–221.
[123] Macleod, M.: Early diagnosis of lung cancer. Praktioner **212** (1974) 354–358.
[124] Lewinsky, B. S., und D. B. Baker: The genetic control of immunity and its relationship to carcinogenesis. Oncology **26** (1972) 481–494.
[125] Lilienfeld, A. M.: Some limitations and problems of screening for cancer. Cancer **33** (1974) 1720–1724.
[126] Lilienfeld, A. M., P. G. Archer, C. H. Burnett, E. W. Chamberlain, B. J. Chazin, D. Davies, R. L. Davis, P. A. Haber, F. J. Hodjes, I. Koprowska, B. Kordan, J. T. Lane, A. H. Lawton, L. Lee, D. B. MacCallum, J. R. McDonald, J. W. Miller, B. Naylor, G. N. Papanicolaou, B. Seutzker, R. T. Smith, E. R. Swepston und W. O. Umiker: An evaluation of radiologic and cytologic screening for the early detection of lung cancer: A cooperative pilot study of the american cancer society and the veterans administration. Cancer Res. **26** (1966) 2083–2121.
[127] Lilienfeld, A. M., J. M. Barnes, R. B. Barnes, R. Brasfield, J. F. Connell, E. Diamond, J. Gershon-Cohen, J. Haberman, H. J. Isard, W. Z. Lane, R. Lattes, J. Miller, W. Seaman und R. Sherman: An evaluation of thermography in the detection of breast cancer —a cooperative pilotstudy. Cancer **24** (1969) 1206–1211.
[128] Lipsett, M. B.: Humoral syndromes associated with cancer. Cancer Res. **25** (1965) 1068–1073.
[129] Livingstone, A. S., L. G. Hampson, J. Shuster, P. Gold und E. J. Hinchey: Carcinoembryonic antigen in the diagnosis and management of colorectal carcinoma. Arch. Surg. **109** (1974) 259–264.
[130] Lynch, H., J. Lynch und C. Kraft: A new approach to cancer screening and education. Geriatrics **28** (1973) 152–157.
[131] Maferding, F. J. G.: Eine kritische Analyse von Tests zur Frühdiagnose von malignen Tumoren. Krebsarzt **18** (1963) 276–288.
[132] Mailer, C., H. M. Swartz, M. Konieczny, S. Ambegaonkar und O. L. Moore: Identity of the paramagnetic element found in increased concentrations in plasma of

cancer patients and its relationship to other pathological processes. Cancer Res. **34** (1974) 637–642.

[133] Majewski, A.: Zur Korrelation von zytologischen und histologischen Befunden bei der Dysplasie: Beiträge Path. **147** (1972) 87–88.

[134] Melamed, M. R.: Diagnostic cytology of urinary tract carcinoma. A review of experience with spontaneous and carcinogeninduced tumors in man. Europ. J. Cancer 8 (1972) 287–292.

[135] Meyer-Arendt, J. R., und D. M. Humphreys: Quantitative morphology of cancer cells. Acta histochemica **44** (1972) 41–48.

[136] Miller, R. W., und G. J. Todaro: Viral transformation of cells from persons at high risk of cancer. Lancet I (1969) 81–82.

[137] Moertel, C. G.: Carcinoembryonic antigen test: Facts and fantasy. JAMA **228** (1974) 156–157.

[138] Möse, J. R.: Versuche zu einer serologischen Tumordiagnostik mittels sporenbildender Bakterien. Z. Krebsforsch. **73** (1970) 329–341.

[139] Möse, J. R., und D. Gericke: Versuche zu einer serologischen Tumordiagnostik mittels sporenbildender Bakterien (III). Z. Krebsforsch. **76** (1971) 83–90.

[140] Mose, J. R., und G. Möse: Versuche zu einer serologischen Tumordiagnostik mittels sporenbildender Bakterien (II). Z. Krebsforsch. **74** (1970) 91–99.

[141] Mühe, E., und H. Bunte: Erkennung schwer diagnostizierbarer bösartiger Geschwülste mit der 67 Gallium-Szintigraphie. DMW **96** (1971) 1968–1974.

[142] Newbold, P. C. H.: Pre-cancer and the skin. Brit. J. Dermatol. **86** (1972) 417–434.

[143] Nishioka, M., T. Ibata, K. Okita, T. Harada und T. Fugita: Localization of alphafetoprotein in hepatoma tissues by immunofluorescence. Cancer Res. **12** (1972) 162–166.

[144] Nodine, J. H., Suk Chul Chang, R. Holmes, G. Lewis und M. Fletcher: Radioisotopes in preliminary screening of cervical cancer. J. Nucl. Med. **15** (1974) 733–738.

[145] Oakes, D. D., J. Shuster und P. Gold: Radioimmunoassay for alpha 1-fetoprotein in the serum of rats. Cancer Res. **32** (1972) 2753–2760.

[146] Oeser, H.: Krebsbekämpfung: Hoffnung und Realität. Thieme-Stuttgart 1974.

[147] Oeser, H., P. Koeppe und K. Rach: Die Konstanz der Krebsgefahrdung des Menschen. DMW **99** (1974) 273–277.

[148] Pasternak, L., u. Mitarb.: persönliche Mitteilung 1975.

[149] Paul, W. E.: Immunogenicity — Heterogenization and problems of antigen recognition. Natl. Cancer Inst. Monogr. **35** (1972) 285–287.

[150] Peller, S.: Die Rolle des Reizes in der Pathogenese des menschlichen Krebses. Klin. Wschr. **15** (1936) 217.

[151] Phillips, A. J. (Edt.): Cancer detection. UICC Monograph Ser. **4** (1974) 1–51.

[152] Pierce, G. B.: Differentiation of normal and malignant cells. Fed. Proc. **29** (1970) 1040–1054.

[153] Pierce, G. B., und C. Wallace: Differentiation of malignant to beningn cells. Cancer Res. **31** (1971) 127–134.

[154] Poste, G., D. F. Hawkins und J. Thomlinson: Herpesvirus hominis infection of the female genital tract. Obstetrics and Gynecology **40** (1972) 871–890.

[155] Pritchard, J. A. V., J. L. Moore, W. H. Sutherland und C. A. F. Joslin: Macrophage — electrophoretic — mobility (M.E.M.) test for malignant disease. Lancet II (1972) 627–629.

[156] Pritchard, J. A. V., J. L. Moore, W. H. Sutherland und C. A. F. Joslin: Evaluation and development of the macrophage electrophoretic mobility test for malignant disease. Brit. J. Cancer **27** (1973) 1–9.

[157] Pritchard, J. A. V., J. L. Moore, W. H. Sutherland und C. A. F. Joslin: Development of the MOD–MEM test for the diagnosis of malignant disease. Proc. XI. Int. Cancer Congr. Abstr. 3 — Panals Florence 20.–26. Okt. 1974.

[158] Rabkin, I. C., J. N. Salzmann und H. Popmichailova: Vergleichende Bewertung der diagnostischen Effektivitat der konventionellen Film-Mammographie und der Elektrorontgenographie. Rad. diagn. **15** (1974) 589–598.

[159] Rhodes, M. L., G. N. Bedell, J. E. Kasik, D. Zavala und R. Richardson: Early detection of lung cancer clinical conference from the university of lowa college of medicine. Chest **64** (1973) 741–746.

[160] Robbins, S. L.: Pathology I, third edition Philadelphia WB Saunders, 1967, 105–106.

[161] Rotkin, I. D.: Cervical carcinogenesis: An epidemiologic model adaptable to control programs. Recent results cancer Res. **39** (1972) 165–176.

[162] Rotkin, I. D.: A comparison review of key epidemiological studies in cervical cancer related to current searches for transmissible agents. Cancer Res. **33** (1973) 1353–1367.

[163] Roysten, I., und L. Aurelian: Immunofluorescent detection of Herpesvirus antigens in exfoliated cells from human cervical carcinoma. Proc. Natl. Acad. Sci. **67** (1970) 204–212.

[164] Sabin, A. B., und G. Tarro: Herpes simplex and herpes genitalis viruses in etiology of some human cancers. Proc. Natl. Acad. Sci USA **70** (1973) 3225–3229.

[165] Sachs, H.: Cytophotometric study of precancerous lesions of the female breast. Beitr. Path. **143** (1971) 360–377.

[166] Sandritter, W.: Die Bedeutung der Zytophotometrie fur die Abgrenzung von Vorstadien des Portiokarzinoms. Beitr. Path. **147** (1972) 80–81.

[167] Saryan, L. A., D. P. Hollis, J. S. Economou und J. C. Eggleston: Nuclear magnetic resonance studies of cancer. IV. Correlation of water content with tissue relaxation times. J. Natl. Cancer Inst. **52** (1974) 599–602.

[168] Schinz, H. R., und T. Reich: III. Wandlungen der Krebsgefährdung einer Altersklasse im Verlauf der Jahrzehnte. Schweiz. Med. Wschr. **95** (1965) 941–943.

[169] Schneeweiss, U.: Karzinoembryonale Antigene — Möglichkeiten einer organgerichteten Tumordiagnostik? Dtsch. Ges.wesen **30** (1975) 633–639.

[170] Schneeweiss, U., und E.-M. Fabricius: Biologische Besonderheiten der Tumorzelle und ihre Möglichkeiten für eine mikrobiologische Diagnose. Zbl. Chirurgie **92** (1967) 1636–1644.

[171] Schneeweiss, U., und E.-M. Fabricius: unveröffentlichte Versuche 1974.

[172] Schneeweiss, U., und E.-M. Fabricius: Der Tumor-Tetanus-Test — Rattenversuche zur biologischen Differenzierung von Karzinogenese und Organregeneration. Arch. Geschwulstforsch. **45** (1975) 3–15.

[173] Schneweis, K. E.: Herpes genitalis und Zervixkarzinom. DMW **96** (1971) 1508 bis 1510.

[174] Schubert, R., und C. Winkler: Selektive Radioaktivitätsanreicherungen in Tumoren. Fortschr. d. Medizin **83** (1965) 351–352.

[175] Sega, E., F. Isabella, M. Crespi und G. Citro: Evaluation of specific antibodies in human sera by a CEA antigen isolated with a modified method. In: C. Maltoni (Edt.), Advances in tumour prevention, detection and characterization. Vol. 2 (1974) 621 bis 626. Excerpta Medica Amsterdam, Amer. Elsevier Publ. Co Inc., New York.

[176] SIEGEL, M. E., B. H. FRIEDMAN und H. N. WAGNER jr.: A new approach to breast cancer. Breast uptake of 99m Tc-HEDSPA. JAMA **229** (1974) 1769–1771.

[177] SIMNETT, J. D.: Nuclear differentiation in the development of normal and neoplastic tissues. In: G. V. Sherbet (Edt.), Neoplasia and cell differentiation. Karger-Basel 1974, 1–26.

[178] SOOST, H.-J.: Ursachen fehlender Übereinstimmung zwischen Zytologie und Histologie in der gynäkologischen Krebsfahrtensuche (Fehler bei der Zytologie, bei der Histologie und bei der Klinik). Beitr. Path. **147** (1972) 89–96.

[179] SPRENGER, E., W. SANDRITTER, N. BOHM, M. SCHADEN, M. HILGARTH und D. WAGNER: Durchflußfluoreszenzzytophotometrie: Ein Prescreening-Verfahren fur die gynäkologische Zytodiagnostik. Beitr. Path. **143** (1971) 323–344.

[180] STOLL, P.: Bedeutung von zytologischen und histologischen Diagnosen für die Klinik. Beitr. Path. **147** (1972) 97–99.

[181] STUDER, H., J. J. STAUB und F. WYSS: Klinische und metabolische Fernwirkungen maligner Tumoren. Schweiz. med. Wschr. **101** (1971) 446–451.

[182] SWARTZ, H. M., S. AMBEGAONKAR, W. ANTHOLINE, M. KONIECZNY und C. MAILER: A survey of present and potential clinical applications of electron spin resonance. Ann. N. Y. Acad. Sci **222** (1973) 989–1009.

[183] SWARTZ, H. M., C. MAILER, S. AMBEGAONKAR, W. E. ANTHOLINE, D. R. MCNELLIS und S. J. SCHNELLER: Paramagnetic changes during development of a transplanted AKR/J leukemia in mice as measured by electron spin resonance. Cancer Res. **33** (1973) 2588–2595.

[184] TALERMAN, A., und W. G. HAIJE: Alpha-fetoprotein and germ cell tumors: A possible role of yolk sac tumor in production of alpha-fetoprotein. Cancer **34** (1974) 1722 bis 1726.

[185] TATARINOV, Y. S.: New data on embryospecific antigenic components found in the human blood serum. Vop. med. Khim. **10** (1964) 90–91.

[186] TEE, D. E. H.: Clinical evaluation of the Makari tumor skin test in 470 patients. J. Amer. Geriatrics Soc. **20** (1972) 305–311.

[187] TEE, D. E. H.: An immunological approach to the detection of neoplasia. Proc. roy. Soc. Med. **65** (1972) 638–640.

[188] THOMSON, D. M. P., J. KRUPEY, S. O. FREEDMAN und P. GOLD: The radioimmunoassay of circulating carcinoembryonic antigen of the human digestive system. Proc. Natl. Acad. Sci. **64** (1969) 161–167.

[189] TING, C. C., D. H. LAVRIN, G. SHIN und R. B. HERBERMAN: Expression of fetal antigens in tumor cells. Proc. Natl. Acad. Sci. USA **69** (1972) 1664–1668.

[190] TRICOIRE, J.: La thermographie en plaque. Technique nouvelle d'utilisation des cristaux liquides. La presse Méd. **78** (1970) 2481–2482.

[191] TRICOIRE, J., L. MARIEL und J.-P. AMIEL: Thermographie et diagnostic des petites tumeurs du sein. Nouvelle Presse Méd. **2** (1973) 1117–1119.

[192] TRICOIRE, J., L. MARIEL, J.-P. AMIEL, G. POIRÔT, J. LACOUR und S. FAJBISOWICZ: Thermographie en plaque de 300 malades atteintes d'affections variées du sein. La presse méd. **78** (1970) 2483–2486.

[193] TUCKER, J. H.: Automatic detection and classification of cells in cervical smears. Acta Cytologica **15** (1971) 138–146.

[194] TURNER, T. B., und D. H. HOLLANDER: Biology of the treponematoses. Wld. Hlth. Org. Monogr. Ser. **35**, Geneva 1957.

[195] URIEL, J., F. LOISILLIER, A. M. SZEKELY und H. BISMUTH: Autoradiographic loca-

lization of intracellular alphafoetoprotein in primary liver cancer in man. Biomed. Exp. **21** (1974) 21–25.

[196] WEISMAN, I. D., L. H. BENNETT, L. R. MAXWELL, M. W. WOODS und D. BURK: Recognition of cancer in vivo by nuclear magnetic resonance. Science **178** (1972) 1288–1290.

[197] WEISS, D. W.: Antigens in preneoplastic tissue during tumorgenesis. Natl. Cancer Inst. Monogr. **35** (1972) 89–93.

[198] WIDOW, W.: Die Bedeutung von jährlichen Röntgenreihenuntersuchungen für die Erfassung und Behandlung des Bronchialkarzinoms. Dtsch. Ges.wesen **28** (1973) 2410–2417.

[199] WIDOW, W. (Edt.): Symposium uber den Lungenkrebs. Akademie-Verlag, Berlin (im Druck).

[200] WILLIAMS, K. L.: Thermography in the prognosis of breast cancer. Bibl. Radiol. **5** (1969) 62–67.

[201] WINKLER, C.: Über die Nutzung gerinnungsphysiologischer und immunologischer Prozesse zur Radioaktivitätsanreicherung in Tumoren. Radionucleine in der klinischen u. exper. Onkologie, 2. Jahrestagung d. Ges. f. Nuclearmed. in Heidelberg 22.–24. 10. 64. S. 349–359 (1965).

[202] WINTER, J., und M. A. STEIN: Computer image processing techniques for automated breast thermogram interpretation. Computers and Biomedical Res. **6** (1973) 522–529.

[203] YOSHIDA, T.: Transformation of malignant growth. Klin. Wschr. **49** (1971) 621–628.

[204] ZAMCHECK, N., und H. Z. KUPCHIK: The interdependence of clinical investigations and methodological development in the early evolution of assays for carcinoembryonic antigen. Cancer Res. **34** (1974) 2131–2136.

[205] ZIEGENFUSS, J. F.: Immunotherapy for Australia-antigen-associated hepatoma. Lancet I (1973) 1365–1366.

[206] ZINSER, H.-K.: Die zunehmende Bedeutung der Zytologie in der Diagnostik bösartiger Geschwülste. Therapeut. Berichte **34** (1962) 179–186.

[207] ZINSER, H.-K.: Zytologische Nomenklatur und Einteilung. Beitr. Path. **147** (1972) 82–86.

[208] ZOLLINGER, H. U.: Tumoren zwischen Gut und Bose. Semimalignität, fragliche Dignitat, Präcancerose. Chirurg **39** (1968) 9–13.

Ergebnisse mit der EDV-unterstützten Röntgendiagnostik des peripheren Bronchialkarzinoms

K.-H. Rotte

Zentralinstitut für Krebsforschung der Akademie der Wissenschaften der DDR

Die Bedeutung der Röntgenreihenuntersuchung für die Erfassung des Bronchialkarzinoms, insbesondere der peripheren Form, ist unumstritten. Die weitere diagnostische Abklärung der peripheren pulmonalen Herde nach ihrer Erfassung ist jedoch problematisch, da eine präoperative histologische Sicherung nur in etwa 80% der Fälle gelingt, und da sich andererseits unter dem vorwiegend rundherdähnlichem Röntgenbild eine Vielzahl pathologisch-anatomischer Befunde verbergen konnen (Rotte und Eichhorn). Die meist sehr indifferente Röntgensymptomatik kann durch Verlaufskontrollen bei unsicheren Befunden zu einer Verzögerung der Diagnosestellung und der Einleitung der entsprechenden therapeutischen Maßnahmen führen.

Ziel unserer Untersuchungen war die Klärung der Frage, ob es möglich ist, unter optimalerer Nutzung der den Thoraxröntgenaufnahmen und Tomogrammen zu entnehmenden Informationen mit Hilfe mathematisch-statistischer Verfahren eine röntgenologische Diagnose mit relativ hohem Wahrscheinlichkeitsgrad und einer entsprechend hohen Treffsicherheit zu stellen, wobei nach Möglichkeit auf Verlaufskontrollen und größere Beobachtungsintervalle verzichtet werden soll.

Zunächst jedoch ermittelten wir als Bezugswert die empirische ärztliche Treffsicherheit am eigenen Krankengut. Hierzu wurden 3 erfahrenen Röntgenologen unabhängig voneinander Thoraxaufnahmen von 200 Patienten mit histologisch gesicherten peripheren pumonalen Herden zur Beurteilung vorgelegt. Diese gleichen Fälle wurden dann auch in die computerunterstützten Untersuchungen einbezogen. Insgesamt wurde von allen 3 Röntgenologen in 154/200 Fällen = 77% die zutreffende Diagnose gestellt. Von den einzelnen Diagnosegruppen wurden nur 12% der Karzinome fehldiagnostiziert, aber 18% der benignen Tumoren und 48% der Tuberkulome wurden als Karzinome fehldiagnostiziert. Die in der Literatur mitgeteilten Angaben über die ärztliche Treffsicherheit schwanken zwischen 70–85% (Garland et al., Edwards et al., Kluge, u. a.). Unsere Ergebnisse liegen somit innerhalb dieser Schwankungen.

Krankengut und Methode

Unser Vorgehen bestand zunächst in der visuellen Auswertung der Thoraxaufnahmen in 2 Ebenen, und, soweit vorhanden, der Schichtaufnahmen von 482 Patienten mit histologisch bzw. operativ gesicherten peripheren pulmonalen

Herden. Bei Vorliegen älterer Aufnahmen oder Schirmbilder wurden diese als Verlaufsserie in die Auswertung mit einbezogen.
Aus Gründen der Zweckmäßigkeit haben wir auf differenziertere Artdiagnosen verzichtet, die oft ohnehin nur histologisch zu stellen sind, und wir haben uns auf drei große, durch ein repräsentatives Material belegbare, ätiologisch und prognostisch vereinbare Krankheitsgruppen, nämlich die Bronchialkarzinome, die benignen Lungentumoren und die Tuberkulome beschränkt. Der besondere Akzent lag auf der Diagnostik des peripheren Bronchialkarzinoms und der Trennung von den beiden anderen genannten Diagnosegruppen.
Nach einem festgelegten Schema anhand eines vorgedruckten Befunderhebungsbogens wurde bei jedem Patienten nach den vorliegenden definierten Röntgensymptomen gefahndet. Aus dem gesamten Krankengut wurde in einem weiteren Schritt mit Hilfe maschineller Verfahren die Häufigkeitsverteilung der einzelnen Röntgensymptome für jede einzelne Krankheitsgruppe ermittelt. Aus dieser Symptommatrix wurden die erforderlichen Daten für die weiteren mathematisch-maschinellen Untersuchungen entnommen.
Als mathematisch-statistisches Verfahren, das wir unserer computerunterstützten Diagnostik zugrunde legten, wählten wir die Diskriminanzanalyse. Bei vielen, für eine Diagnose infrage kommenden, sich oft überlappenden Einzelmerkmalen kann eine Linearkombination von Symptomen in einer Diskriminanzfunktion zusammengefaßt werden. Die Werte dieser Funktion überdecken sich weniger als die Einzelmerkmale, im günstigsten Falle überhaupt nicht. In diesem Falle wäre die völlige Zuordnung fraglicher Fälle mit unklarer Diagnose zu einer bestimmten Diagnosegruppe erreicht.
Das mathematische Vorgehen wurde bereits an anderer Stelle beschrieben (Rotte und Meiske, Meiske und Rotte).
Den eigentlichen Berechnungen mit den Diskriminanzanalysen ging eine Prüfung der Signifikanz der Merkmale zueinander voraus. Nach Anwendung der multivarianten Varianzanalyse konnten wir von ursprünglich 95 Einzelmerkmalen 35 Merkmale ermitteln mit einem ausreichend hohen Signifikanzniveau, die sich als völlig ausreichend erwiesen für den weiteren Diagnoseprozeß.

Ergebnisse

Unter Berücksichtigung von 35 Symptomen und ohne Einbeziehung einer Verlaufsserie und damit mit Verzicht auf die Aussage über die Wachstumstendenz des Herdes wurde der erste Ansatz durchgeführt. Die folgende Tabelle zeigt die Ergebnisse dieses Ansatzes.
Insgesamt konnten 410/482 Fällen = 85% richtig, d. h. in Übereinstimmung mit dem histologischen Befund, röntgenologisch diagnostiziert werden. Bei der Unterteilung in 2 Diagnosegruppen, d. h. in Karzinome und in gutartige Lungenprozesse, waren etwa 89% der Karzinome und 85% der gutartigen Herde als solche diagnostiziert worden.

Diese Berechnungen, die ohne Berücksichtigung der Verlaufsserie durchgeführt wurden, halten wir für den erstrebenswerten Ansatz, da er Verlaufskontrollen und eine Verschleppung der Erkrankung vermeidet und es ermöglicht, daß etwa

Tabelle 1. Ergebnisse der Diskriminanzanalyse ohne Berucksichtigung einer Verlaufsserie

Finale Diagnose	Computerdiagnose		
	Karzinom	benigner Tumor	Tuberkulom
Karzinom	284	17	19
n = 320	88,8%	5,3%	5,9%
benigner Tumor	7	42	5
n = 54	13,0%	77,8%	9,2%
Tuberkulom	18	6	84
n = 108	16,7%	5,5%	77,8%

85% der peripheren Lungenherde schon nach der ersten Röntgenaufnahme der richtigen Diagnosegruppe zugeordnet werden können.

Wenn jedoch bei einem Patienten bereits eine Verlaufsserie vorliegt, dann müssen auch die sich hieraus ergebenden zusätzlichen Aussagen über die Wachstumstendenzen des Herdes berucksichtigt werden. In einem weiteren Ansatz haben wir die Diagnosen der Patienten berechnet, die eine Verlaufsserie vorweisen konnten. Bei diesen Patienten konnten wir eine signifikante Erhöhung der Trefferquote gegenuber dem ersten Ansatz feststellen. Insgesamt wurden hier 234/261 Patienten = 90,4% richtig diagnostiziert (89,7% der Karzinome, 92,1% der benignen Tumoren und 92,2% der Tuberkulome). Es wurden also 89,7% der Karzinome und 95% der gutartigen Lungenprozesse als solche eingeordnet. Diese Ergebnisse zeigen also, daß eine optimale Treffsicherheit bei Verwendung einer Verlaufsserie erreicht werden kann, jedoch sollte nach unserer Ansicht im Sinne einer verzögerungsfreien Diagnostik der Schwerpunkt auf dem zuerst beschriebenen Ansatz liegen.

Schließlich untersuchten wir in einem weiteren Ansatz den Einfluß einer weiteren Reduktion der Röntgensymptome auf die Treffsicherheit der Methode. Bei einer Erhöhung des Signifikanzniveaus kamen wir auf nur 22 Merkmale. Mit diesen 22 Merkmalen, bei denen ebenfalls das Vorliegen einer Verlaufsserie nicht berücksichtigt wurde, errechneten wir für 400/482 Fällen die histologisch zutreffende Diagnose. Von den einzelnen Diagnosegruppen waren die Ergebnisse beim Bronchialkarzinom mit 84,8% etwas schlechter als im ersten Ansatz, bei benignen Tumoren mit 78% und bei den Tuberkulomen mit 83% jedoch besser als in unseren ersten Rechnungen mit 35 Symptomen. Die Symptomreduktion zeigte also keinen wesentlichen Einfluß auf die Ergebnisse der Methode. Sie erwies sich jedoch für das weitere Vorgehen als zweckmäßig.

Zur praktischen Anwendung der Methode

Um dieses Verfahren für die Praxis anwendbar zu machen, haben wir versucht, den rechnerischen Aufwand zu reduzieren. Wir haben zunächst mit Hilfe der EDVA (Robotron 300) die Koeffizienten der zur Unterscheidung der drei Diagnosegruppen notwendigen zwei Diskriminanzfunktionen berechnet. Diese Koeffizienten können nun bei der für die aktuelle Entscheidung erforderliche Berechnung der Werte der Diskriminanzfunktionen leicht am Tischrechner oder von Hand addiert werden.

Tabelle 2. Merkmale und die zugehörigen Koeffizienten der linearen Diskriminanzfunktion (ohne Verlaufsserie)

Merkmale	x-Wert	y-Wert
1. männliches Geschlecht	−0,077	0,076
2. Alter unter 40 Jahren	0,167	0,464
3. Alter von 40−49 Jahren	0,254	0,311
4. Alter von 50−59 Jahren	0,087	0,129
5. Herd in Zone III (Lungenmantel)	0,056	0,054
6. Größe bis 1,9 cm Durchmesser	−0,137	0,325
7. Große 2,0−2,9 cm	−0,033	0,110
8. Größe 3,0−3,9 cm	−0,062	0,081
9. Herd rund/oval	0,113	0,101
10. Herd asymmetrisch	0,149	0,130
11. Herd dicht	0,008	0,051
12. scharfe, regelmaßige Kontur	0,172	0,040
13. scharfe, unregelmaßige Kontur	0,085	−0,074
14. unscharfe, unregelmaßige Kontur	−0,052	−0,024
15. Kalkeinlagerungen	0,110	0,179
16. keine Hohlenbildungen	0,155	−0,133
17. unregelmaßige, dickwandige Hohlen	0,081	0,158
18. Riglersches Zeichen (Krebsnabel)	−0,055	−0,063
19. Trabantenherde	−0,104	0,422
20. Lymphknotenvergroßerungen	−0,082	−0,053
21. zusätzliche tuberkulose Lungenveranderungen	−0,117	0,160
22. klinische Symptome vorhanden	0,005	−0,057

Bei den in dieser Tabelle nicht aufgeführten Merkmalen wie z. B. Alter über 60 Jahre, Herdgröße über 4 cm, oder flaue Herdstruktur sind die Koeffizienten mit Null anzunehmen. Wir haben deshalb solche Merkmale in unserer Tabelle nicht aufgeführt. Zur Berechnung der Funktionswerte der Diskriminanzfunktion sind die zu den mit „ja“ beantworteten Alternativfragen gehörenden Koeffizienten unter Berücksichtigung des Vorzeichens zu addieren. Man erhält ein

Paar (x, y), das zu einem Punkt der x, y-Ebene gehört und an Hand dessen die Zuordnung zu einer der Diagnose-Gruppen erfolgt.
Auf diese Weise wird die Ebene in 3 Diagnose-Zonen aufgeteilt. Der Abbildung 1 ist zu entnehmen, welche Diagnose zu den errechneten x, y-Werten gehört. Je

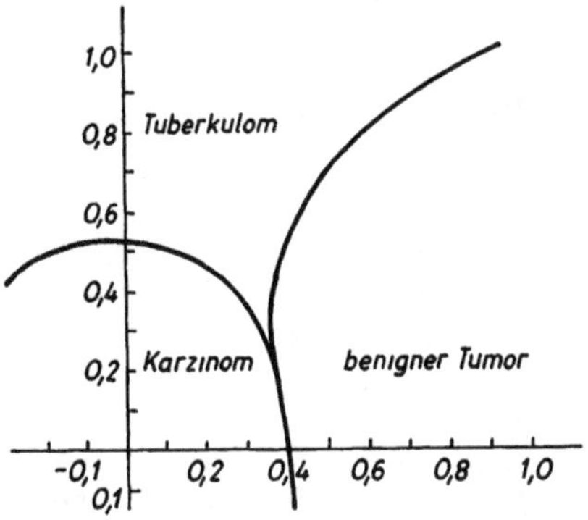

Abb. 1. Graphische Darstellung der Diagnose-Zonen

näher dabei der erhaltene Punkt am Rand der Abbildung oder einer Grenze zwischen den Zonen gelegen ist, desto unsicherer wird die Diagnose.
An einem Beispiel in der Abbildung 2 soll nun das praktische Vorgehen demonstriert werden.
Der hier errechnete Punkt in der x, y-Ebene liegt in der Diagnose-Zone der Karzinome. Die hier errechnete Diagnose eines Bronchialkarzinoms stimmt mit dem histologischen Befund uberein.

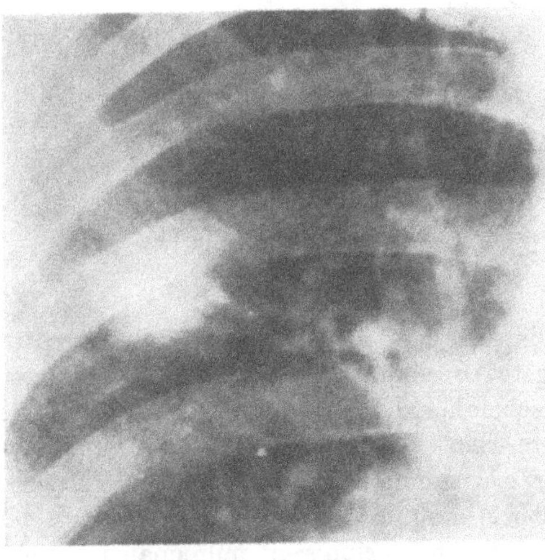

Pat. Rö.-Nr. 36531 K. Robert, 65 J.

Symptome	x	y
Pat. männlich	−0,077	0,076
Befund in Zone III	0,056	0,054
Große bis 2,0 cm	−0,137	0,325
Form asymmetrisch	0,149	0,130
Kontur unscharf, unregelmäßig	−0,052	−0,024
keine Höhlenbildung	0,155	−0,179
	$\sum$ 0,094	$\sum$ 0,382

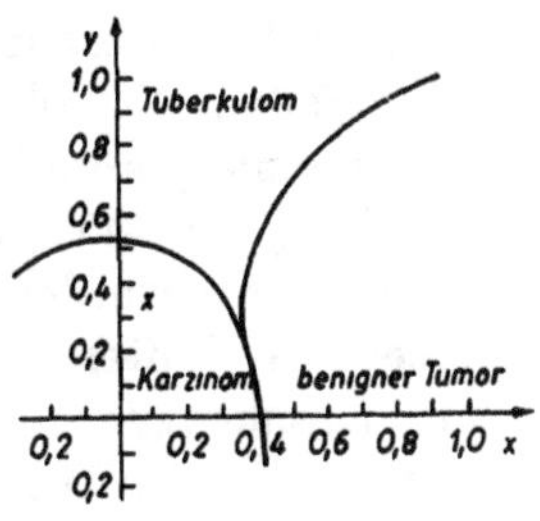

Abb. 2. Beispiel für den Rechengang bei einem peripheren Bronchialkarzinom

Ein zweites Beispiel zeigt die Diagnose-Berechnung bei einem Tuberkulom (s. Abb. 3).
Auch hier stimmte die errechnete Diagnose mit dem operativen und histologischen Befund überein.
Dieses Vorgehen führt zu denselben Entscheidungen wie die formal rechnerische Auswertung durch den Rechenautomaten.

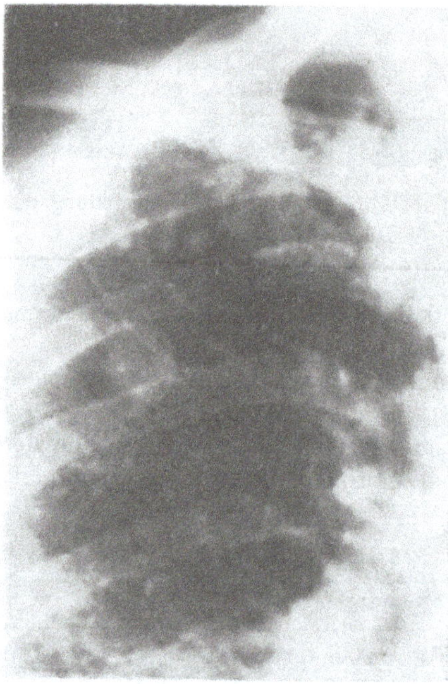

Abb. 3. Beispiel fur die Berechnung der Diagnose bei einem Tuberkulom

Pat. Rö.-Nr. 64540 H. Georg, 51 J.

Symptome	x	y
Pat. männlich	−0,077	0,076
Alter 50−59 Jhr.	0,087	0,129
Herd in Zone III	0,056	0,054
Große bis 2 cm	−0,137	0,325
Herdform rund	0,113	0,101
Herd dicht	0,008	0,051
Herd scharf, regelmäßig begrenzt	0,172	0,040
keine Höhlenbildung	0,155	−0,179
Trabantenherde	−0,104	0,421
zusatzl. spezifische Veranderungen	−0,117	0,160
	0,156	1,118

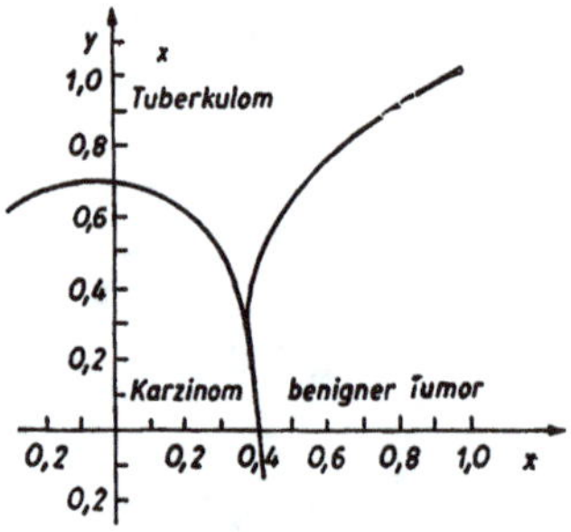

Diskussion

Unter den computerunterstützten Diagnose-Modellen fand in der Literatur bisher die Bayessche Formel die häufigste Anwendung. In ersten Untersuchungen hatten wir an 175 Fällen die Wahrscheinlichkeitsberechnungen nach Bayes durchgeführt. Wir konnten an diesem relativ kleinen Krankengut nur eine Treffsicherheit von 70% (nur 65% der Karzinome, 79% der benignen Tumoren und 74% der Tuberkulome wurden richtig diagnostiziert) erreichen. Die in der Literatur vergleichbaren Untersuchungen an peripheren pulmonalen Rundherden wiesen im Krankengut von Templeton und Mitarbeitern eine Treffsicherheit von ca. 80%, und bei Wojtowicz und Mitarbeitern eine Treffsicherheit von 77% auf. Unser unbefriedigendes Ergebnis mit der BAYESschen Formel veranlaßte uns, ein mathematisches Modell zu suchen, daß einmal eine höhere diagnostische Treffsicherheit erwarten ließ, und das zum anderen gewisse Abhängigkeiten und Aussagen über die unterschiedlichen Wertigkeiten der einzelnen Röntgensymptome zuließ, was z. B. bei der BAYESschen Formel nicht berücksichtigt wurde.

Als das dem diagnostischen Problem entsprechende Verfahren erschien uns die Diskriminanzanalyse. In der Literatur lagen bisher noch keine Erfahrungen über die Anwendung dieser Methode in der Röntgendiagnostik peripherer Bronchialkarzinome vor. Angewendet wurde dieses Verfahren 1959 von HOLLINGSWORTH in der komplexen Diagnostik des Bronchialkarzinoms (nur 15% der untersuchten Fälle waren periphere Karzinome), wobei anamnestische und klinische Daten, einzelne Röntgensymptome sowie bronchoskopische und zytologische Befunde berücksichtigt wurden. In 85% der Fälle kam HOLLINGSWORTH zu zutreffenden Diagnosen. Wir möchten unsere nur auf Röntgensymptome basierenden Ergebnisse als günstiger einschätzen, insbesondere bei den Fällen mit Verlaufsserie. Andererseits ist es auch bei unserem Modell möglich, nach Sammlung entsprechender Basisdaten, zusätzliche anamnestische und klinische Daten in dem Diagnose-Prozeß zu berücksichtigen.

Das von uns beschriebene Modell der Diskriminanzanalyse zeigt die Möglichkeiten einer Verbesserung der röntgendiagnostischen Treffsicherheit gegenüber der empirischen Diagnostik durch eine optimalere Auswertung der Informationen des Röntgenbildes. Durch eine rechnerische Vereinfachung kann mit Hilfe der Koeffizienten-Tabelle und der Graphik der Diagnose-Zonen von jedem Röntgenologen am Lichtkasten ohne größeren rechnerischen Aufwand die Diagnose errechnet werden. Wir sehen hierin eine wertvolle Unterstützung in der röntgendiagnostischen Entscheidungsfindung. Die in diesem Beispiel gewonnenen günstigen Ergebnisse rechtfertigen auch den Versuch einer Übertragung dieser Methode auf weitere röntgendiagnostische Probleme.

Zusammenfassung

Die computerunterstützte Röntgendiagnostik mit dem Modell der Diskriminanzanalyse konnte im Vergleich zur empirischen ärztlichen Diagnostik eine eindeutige Verbesserung der diagnostischen Treffsicherheit erreichen. Mit dieser Methode konnten ohne Berücksichtigung des Vorliegens einer Verlaufsserie in 85% der Fälle (88,8% der Karzinome, 77,8% der benignen Lungentumoren und 77,8% der Tuberkulome) die zutreffende, histologisch verifizierte Diagnose gestellt werden. Bei Hinzuziehung der Verlaufsserie und Aussagen uber das Wachstum des Herdes erhöhte sich die Treffsicherheit auf 90% aller Fälle, das sind 89,7% der Karzinome, 92,1% der benignen Tumoren und 92,2% der Tuberkulome. Es wird eine vereinfachte, wenig aufwendige praxiswirksame Anwendungsform dieses Diagnose-Modells beschrieben und seine Anwendung als Diagnose-Hilfe empfohlen.

Literaturverzeichnis

[1] Edwards, W. M., R. S. Cox and L. H. Garland: The solitary nodule (coin lesion) of the lung. Amer. J. Roentg. 88 (1962) 1020—1042.

[2] Garland, L. H.: Studies on the accuracy of diagnostic procedures. Amer. J. Roentg. 82 (1959) 25—38.

[3] Hollingsworth, T. H.: Using an electronic computer in a problem of medical diagnosis. Royal Statist. Soc. J. 122 (1959) 221—231.

[4] Kluge, J.: Klinische und rontgenologische Fehldiagnosen bei bösartigen Geschwülsten. Inaug. Diss., Leipzig, 1959.

[5] Meiske, W., und K.-H. Rotte: Zur praktischen Anwendung der Diskriminanzanalyse in der Diagnostik des peripheren Bronchialkarzinoms. Fortschr. Röntgenstr. **120** (1974) 428—431.

[6] Rotte, K.-H., und H.-J. Eichhorn: Zum Problem der Differentialdiagnose und Therapie-Indikationen bei sog. peripheren Rundherden. Deutsch. Ges.wesen **20** (1965) 1783—1790.

[7] Rotte, K.-H., und W. Meiske: Zur Diagnostik des peripheren Bronchialkarzinoms unter Einsatz von Diskriminanzanalysen. Fortschr. Röntgenstr. **120** (1974) 422—428.

[8] Templeton, A. W., C. Jansen, J. L. Lehr and R. Rufft: Solitary pulmonary lesions. Computer aided differential diagnosis and evaluation of mathematical methods. Radiology **89** (1967) 605—613.

[9] Wojtowicz, J., L. Pietraszkiewicz and B. Grala: A trial of differential diagnosis of solitary pulmonary foci on the basis of Bayes's equation with the use of electronic digital computers. Pol. Rev. Rad. Nucl. Med. **34** (1970) 684—691.

Nach einem Vortrag auf der RGW-Arbeitstagung zum Thema „Frühdiagnostik menschlicher Tumoren“ vom 24.—28. März 1974, Berlin-Buch.

Röntgenologische Frühdiagnostik der Dickdarmtumoren mit der Doppelkontrastmethode („Malmö-Modifikation" nach WELIN)

B. MATEEV

Zentralinstitut für Krebsforschung der Akademie der Wissenschaften der DDR

Ausgehend von der Tatsache, daß die breite Anwendung bekannter Methoden eine Verbesserung der Frühdiagnostik und Behandlung maligner Tumoren bringen kann, möchten wir unsere Erfahrungen bei der Röntgendiagnostik des Kolons mit der Doppelkontrastmethode mitteilen.
Wir verwenden die von WELIN vorgeschlagene Modifikation seit 1961 mit kleineren Veränderungen, entsprechend unseren Bedingungen. Sie hat eine große Bedeutung für die Diagnostik kleinerer Kolonpolypen, da diese bei der Prallfüllung vom Kontrastmittel überdeckt werden können.

Vorbereitung des Patienten und Untersuchungstechnik

Zur Vorbereitung erhält der Patient am 1. Tag 2 Abführtabletten, am 2. Tag 2 Eßlöffel Rizinusöl mittags vor 12.00 Uhr. Es wird breiige und schlackenfreie Kost verordnet. Am Untersuchungstag darf der Patient morgens ein leichtes Frühstück mit Zwieback und etwas Butter zu sich nehmen.
Nach Erscheinen in der Röntgenabteilung erhält der Patient 1 mg Atropin per os (Kontraindikation Glaukom!). Nach einer halben Stunde werden 2 Reinigungseinlaufe mit Wasser durchgefuhrt. Zu einem der Einläufe wird 0,05 g Oxyphenisatin (Herstellung vom VEB Falberg-List Magdeburg) beigefügt. Diese Einläufe werden von einer dafür geschulten Schwester in der Röntgenabteilung durchgeführt. Der Patient liegt zuerst auf der linken Seite, während der Einlaufe dreht er sich langsam auf den Rücken und dann auf die rechte Seite, so daß der Einlauf ($1^1/_2$ bis 2 Liter) das Coecum erreicht. Zwischen den Einlaufen und vor der Untersuchung ist nach Entleerung eine Ruhepause von je 30 Minuten erforderlich. Bei Patienten mit Diarrhoe wird nur ein Einlauf ohne Oxyphenisatin gemacht.
Als Kontrastmittel verwenden wir Colobaryt. Auf 1 Gewichtsteil Colobaryt kommen 2 Gewichtsteile Wasser. Für einen Patienten verwenden wir 450 g Colobaryt, 900 ml Wasser und 3 g Tannin. (Es handelt sich um eine Toleranzdosis.) Das Tannin muß vorher in etwas Wasser gelöst werden und wird dann zugegossen. Zur Erlangung einer gleichmäßigen Suspension benutzen wir ein Mixgerät. Danach wird das Kontrastmittel durch ein Sieb gegossen, damit die Luftblasen verschwinden.
Ältere Patienten bzw. Patienten mit Stenosen im Colon sigmoideum können oft das Kontrastmittel nicht halten. Dann wird die Benutzung von Darmrohren mit Ballon erforderlich.
Die *eigentliche Röntgenuntersuchung* wird folgendermaßen durchgeführt: Das Kontrastmittel läuft bis zur Flexura lienalis. Es werden unter Durchleuchtungskontrolle 2 Aufnahmen

(24 × 30) des Rectums und Sigmas mit Hartstrahltechnik angefertigt. Es muß eine Freiprojizierung des Colon sigmoideum versucht werden. Auf diese Aufnahmen darf nicht verzichtet werden. Das Einfuhren großerer Kontrastmittelmengen ist unerwunscht, da während der Drehung des Patienten das Kontrastmittel den proximalen Anteil des Colon sowie das terminale Ileum fullt. Dieses erschwert spater die Beurteilung des Colon sigmoideums nach der Luftfullung. Nach den Aufnahmen folgt die Entleerung des Kontrastmittels. Dieses sollte in unmittelbarer Nähe des Untersuchungsraumes erfolgen. Nach kurzer Durchleuchtungskontrolle zur Beurteilung einer ausreichenden Entleerung laßt man erneut Kontrastmittel bis zur Mitte des Colon sigmoideum einlaufen (der Patient liegt hierbei auf dem Bauch). Es folgt die Luftapplikation. Zur gleichmaßigen Verteilung der Luft dreht sich der Patient auf die rechte Seite, auf den Rucken und auf die linke Seite. Nachdem man bei der Durchleuchtungskontrolle gesehen hat, daß das Kontrastmittel bis zum Coecumpol gestiegen ist, wird das Kontrastmittel aus dem Rectum in eine Nierenschale entleert, dann wird zusatzlich Luft appliziert. Dadurch wird eine Beschlagsfullung der Wande und Luftfullung des Colons erreicht. Es werden jetzt Aufnahmen (24 × 30) unter Durchleuchtungskontrolle vom Rectum und vom Sigma bzw. linker und rechter Flexur angefertigt. Danach werden 5 Übersichtsaufnahmen des ganzen Darmes ohne Durchleuchtung gemacht unter folgenden technischen Bedingungen: FFA 1,5 m, 80—90 kV, 100—150 mAS, mit Bucky-Potter-Blende, Filmformat 35 × 43 oder 40 × 40 cm. Die erste Aufnahme wird in Linksseitenlage auf einem schmalen Tisch, der Bauch anliegend an eine hängende Bucky-Blende, bei horizontalem Strahlengang angefertigt. Für die zweite Aufnahme wird der Patient von dieser Position leicht nach rechts gedreht, so daß die frontale Ebene des Korpers mit der hangenden Bucky-Blende einen Winkel von 30—40° bildet. Die 3. und 4. Aufnahme wird in Rechtsseitenlage nach dem gleichen Modus angefertigt. Die 5. Aufnahme wird in Rückenlage auf einem Bucky-Tisch bei vertikalem Strahlengang gemacht. Danach ist die Untersuchung abgeschlossen und der Patient kann Luft und Kontrastreste entleeren.

Die Leistungsfähigkeit der Methode soll an den folgenden Abbildungen (Abb. 1—3) demonstriert werden.

Die Tabelle 1 zeigt die Ergebnisse von 1250 Untersuchungen bei 1060 Patienten. Der Röntgenbefund war in 65,7% der Fälle normal. Die Patienten wurden uns

Tabelle 1. Untersuchungsergebnisse von 1060 Patienten unter Anwendung der Doppelkontrastmethode

	Patienten	%
normale Befunde	697	65,7
Ca	161	15,2
Polyp (1/5 mit Malignisierung)	56	5,3
Divert.	67	6,3
Colitis	51	4,8
Pseudotumorbefunde	27	2,6

von verschiedenen Krankenhäusern, Polikliniken, praktizierenden Ärzten mit der Diagnose Dickdarmkarzinom oder mit Verdacht auf ein Dickdarmkarzinom überwiesen. Es handelt sich also um ein ausgewähltes Krankengut. Dies erklärt die hohe Prozentzahl der Karzinome (15,2%). Alle Fälle mit Karzinomen sind histologisch gesichert.

Polypen wurden bei 56 Patienten gefunden (5,3%) und 49 davon wurden operiert. Bei 10 dieser 49 Fälle zeigte die histologische Untersuchung eine Malignisierung (1/5 der Fälle). Es handelte sich also um kleine Karzinome.

Der Prozentsatz der Fälle mit Divertikulose war 6,3 und mit Colitis 4,8.

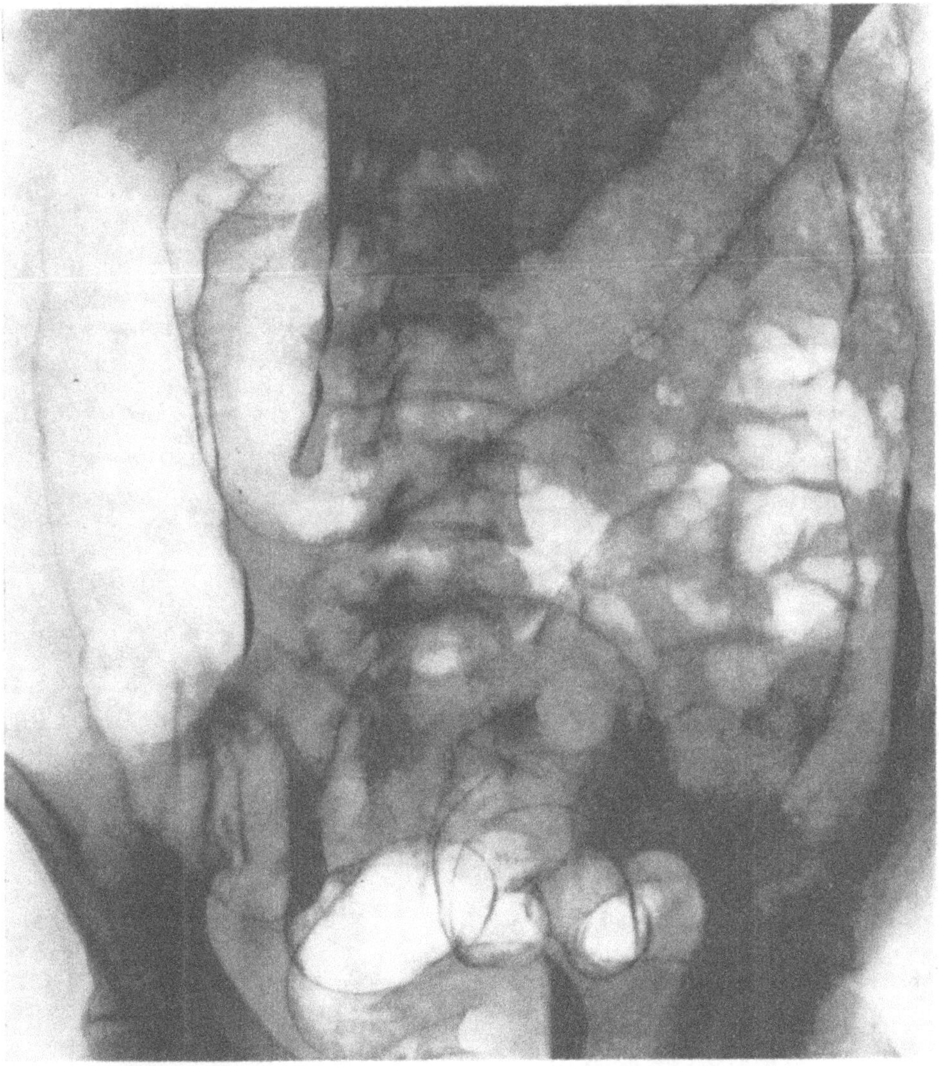

Abb. 1. Übersichtsaufnahme des Darmes mit Doppelkontrast. Normaler Befund. Die Superposition der verschiedenen Darmabschnitte stört nicht die Beurteilung

Die Gruppe Pseudotumoren im Röntgenbild umfaßt die entzündlichen Tumoren bei Divertienlitis und lokalisierter Colitis, sowie Fälle mit Deformationen des Darmes infolge Verwachsungen und Kompressionen von außen.
Tabelle 2 zeigt die Verteilung der Patienten in verschiedene Altersgruppen. Die meisten Patienten sind zwischen 50 und 70 Jahre alt. Die erkrankten Patienten sind in absoluten Zahlen und in Prozenten angegeben. Der Prozentsatz der Karzinome, der Polypen und der Divertikulose steigt mit dem Lebensalter. Eine Colitis wird meist zwischen 40 und 60 Jahren beobachtet.

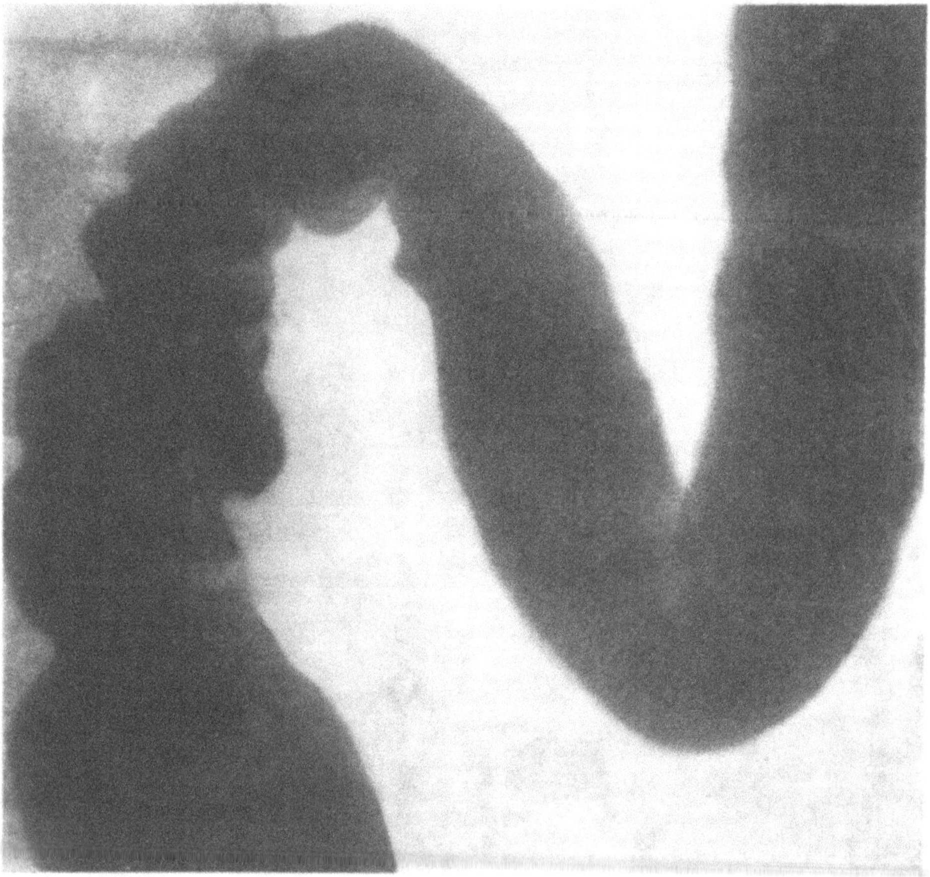

Abb. 2a—f. 49jähriger Mann mit zwei malignisierten Polypen des Dickdarms

Abb. 2a. Prallfüllung des Colon sigmoideum. Verdacht auf Polyp

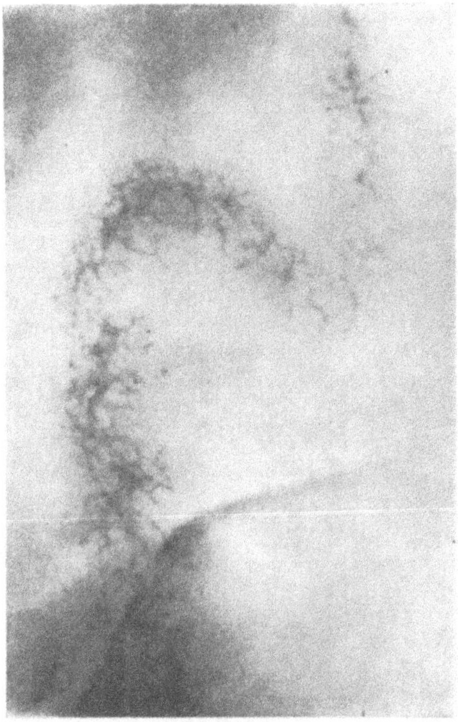

Abb. 2b. Darstellung des Reliefs nach Entleerung des Kontrastmittels. Auch jetzt ist ein pathologischer Befund nicht sicher erkennbar

Tabelle 2. Verteilung der Patienten in verschiedene Altersgruppen

Alters-gruppen	Anzahl der Patienten	davon Patienten mit Ca	Polyp	Divert.	Colitis
10–19	12	2			
20–29	21				6
30–39	108	8 (7%)	3 (3%)	4 (4%)	13 (12%)
40–49	157	14 (9%)	5 (3%)	4 (3%)	16 (10%)
50–59	284	39 (14%)	18 (6%)	14 (5%)	23 (8%)
60–69	316	63 (20%)	20 (7%)	26 (9%)	9 (3%)
70–79	162	37 (23%)	10 (6%)	28 (17%)	3 (2%)
Σ	1060	161 (15%)	56 (5%)	75 (7%)	70 (8%)

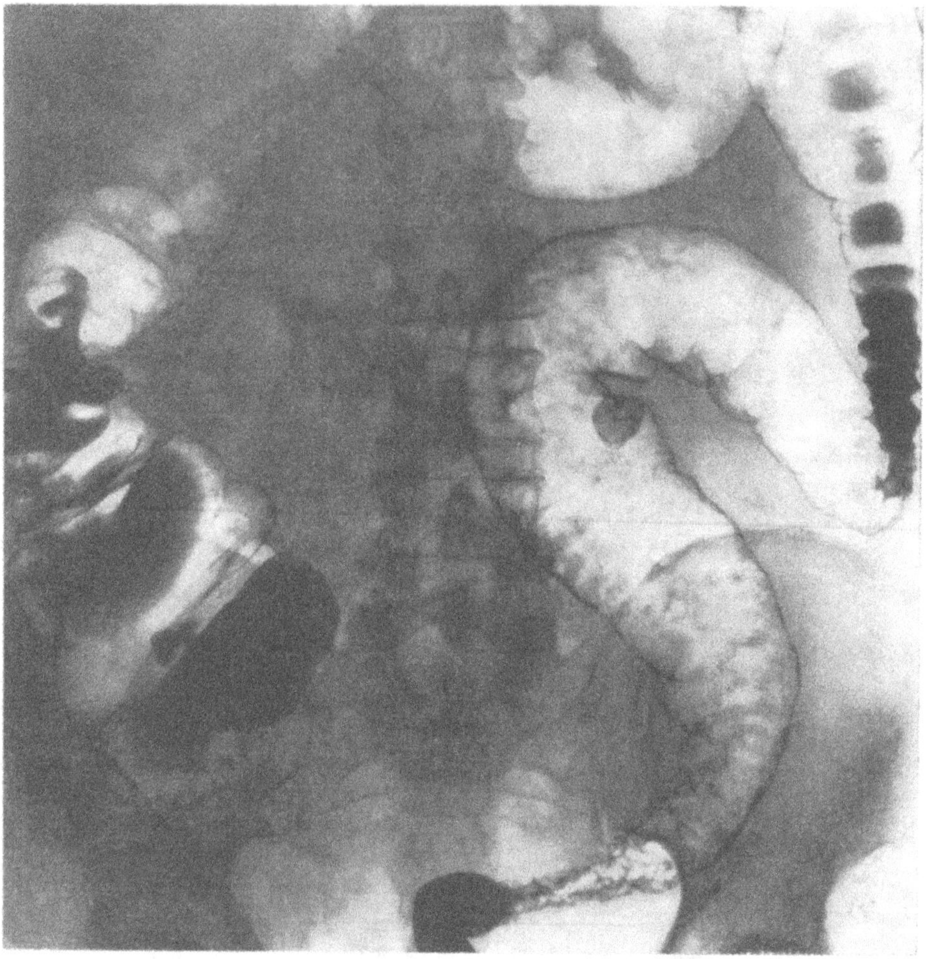

Abb. 2c. Übersichtsaufnahme mit Doppelkontrast. 12 mm großer Polyp im Colon sigmoideum. 6 mm großer Polyp im Bereich der Flexura hepatica. Der kleine Polyp kam auf der Prallfüllungs- und Reliefaufnahme nicht zur Darstellung

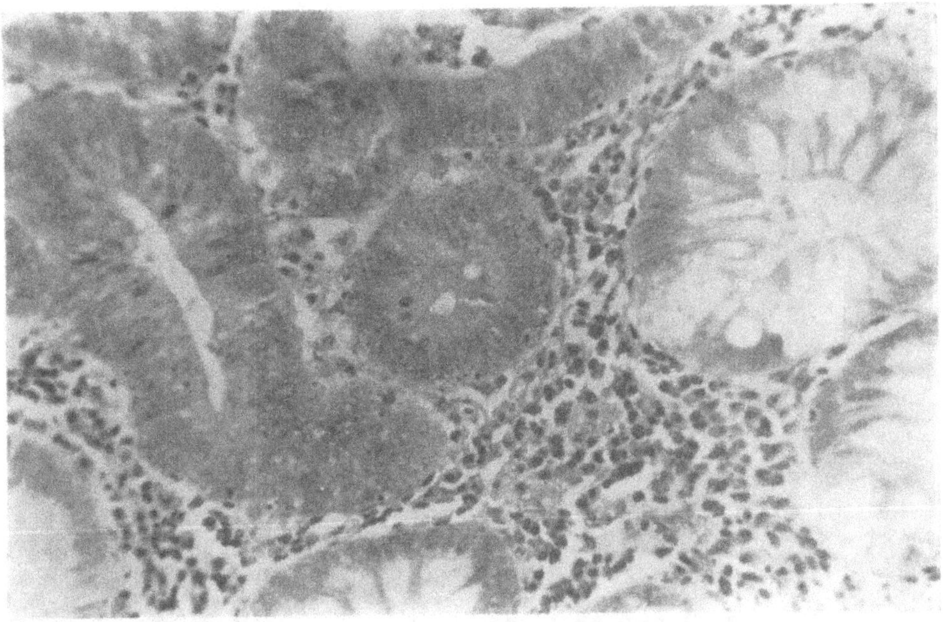

Abb. 2d. Histologisches Bild von dem Sigmapolypen. Rechts das Bild eines Adenoms, links ist Drüsenform unregelmäßig. Zellen und Kerne zeigen Atypien, Malignisierung vorhanden

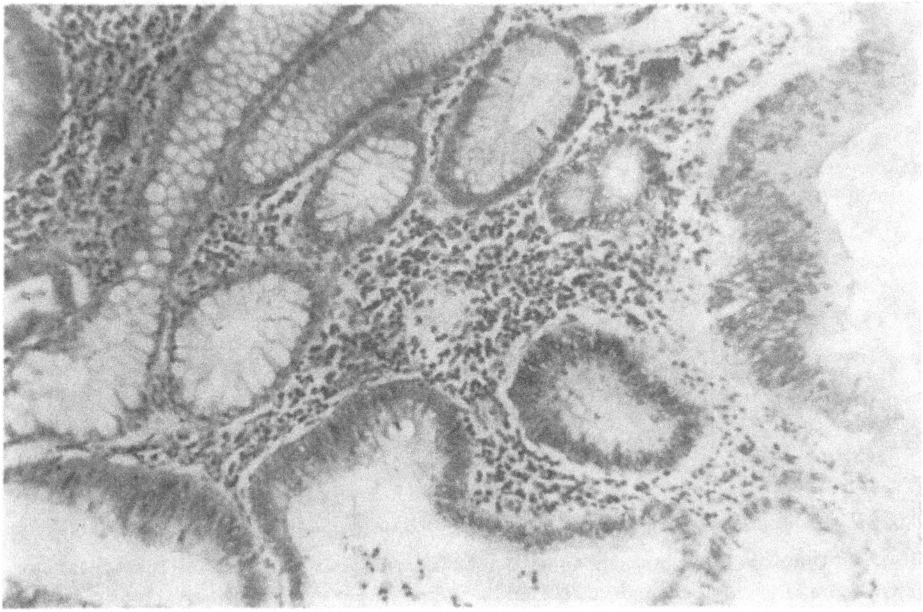

Abb. 2e. Histologisches Bild von dem Polypen im Bereich der Flexura hepatica. Man sieht Adenomdrüsen, die regelrecht gebaut sind und daneben karzinombedingte Veränderungen

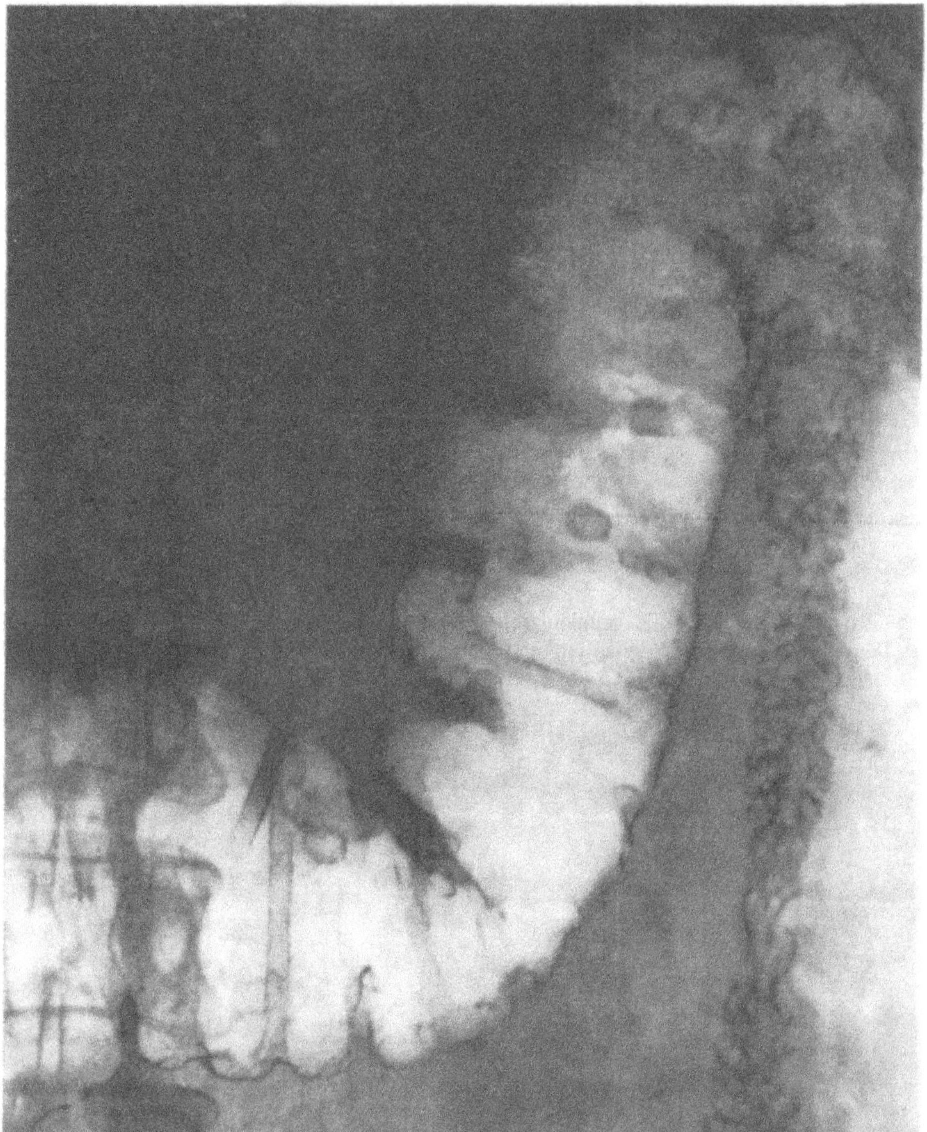

Abb. 3a–b. 50jährige Frau mit zahlreichen 3–7 mm großen Polypen im gesamten Colon

Abb. 3a. Doppelkontrastuntersuchung des Dickdarms mit einem Abschnitt des Colon transversum. Die Polypen sind gut erkennbar

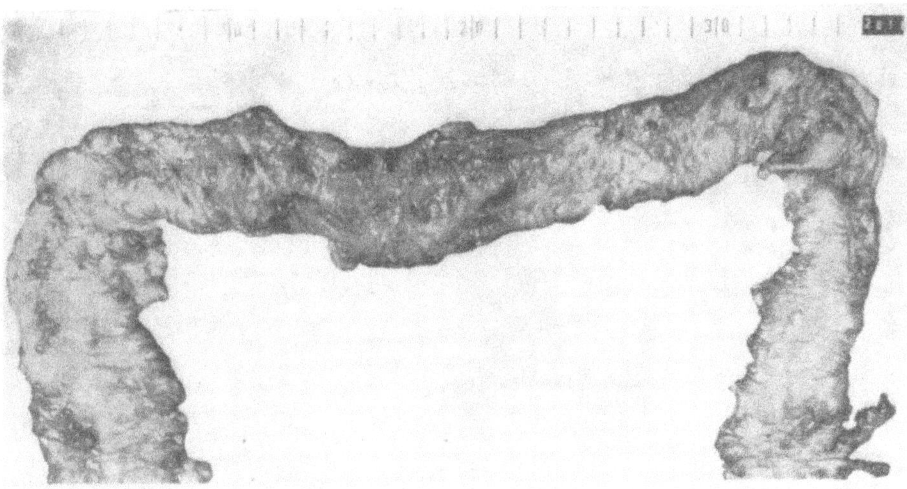

Abb. 3b. Ein Abschnitt des Resektionspräparates

Schlußfolgerungen

Die modifizierte Doppelkontrastmethode nach Welin stellt eine wesentliche Verbesserung der von Fischer vorgeschlagenen Methode und somit einen bedeutenden Fortschritt in der Röntgendiagnostik des Dickdarms dar. Durch diese Methode ist die Erkennung von Polypen mit nur einigen mm Durchmesser möglich geworden.

Wenn alle Polypen mit mehr als 10 mm Durchmesser und auch alle kleineren, die bei der Kontrolluntersuchung ein Wachstum zeigen, operiert werden, findet man bei der histologischen Untersuchung in 1/5 der Fälle ein Karzinom.

Die Methode ist also zur Frühdiagnostik und zur Prophylaxe des Dickdarmkarzinoms geeignet und ihre Anwendung anstelle der Standartröntgenuntersuchung des Dickdarms ist berechtigt. Die Methode erleichtert die Diagnosestellung voll entwickelter Karzinome. Das gilt besonders für Falle mit Karzinomen, die sich in einem geschlängelten Colon sigmoideum befinden.

Nach einem Vortrag auf der RGW-Arbeitstagung zum Thema „Fruhdiagnostik menschlicher Tumoren“ vom 24.—28. Marz 1974, Berlin-Buch. Die Bearbeitung des Krankengutes erfolgte zusammen mit Herrn Dr. sc. med. K.-H. Rotte.

Demonstration eines computergestützten Mass-Screening-Programms zur Erfassung der Vor- und Frühstadien des Zervixkarzinoms[1])

G. Seidenschnur, H.-G. Neumann, H.-H. Büttner und G. Bader

Frauenklinik und Prosektur des Bezirkskrankenhauses Rostock-Südstadt und Universitatsfrauenklinik Rostock

Ausgehend von der Tatsache, daß das gegenwärtig bestehende System (DDR) der gynäkologischen Reihenuntersuchungen nur etwa 20 bis 30% der Frauen erfaßt und damit im Hinblick auf eine Senkung der Prävalenzrate des Zervixkarzinoms unzureichend ist, begannen wir 1968 in Anlehnung an das Screening-Modell in Südschweden in Rostock mit der Entwicklung eines computergestützten Mass-Screening-Programms. Jede zu untersuchende Frau sollte persönlich angesprochen und das Prinzip der freien Arztwahl gewährleistet werden. Mit Unterstützung der Akademie der Wissenschaften der DDR wurden 1970 und 1971 die Programmierung des Programms für den Computer Robotron 300 sowie die organisatorischen Vorbereitungen abgeschlossen. Nach einer Pilotstudie konnte das Programm im Mai 1972 in die Praxis uberführt werden. Es läuft z. Z. in der Stadt Rostock und im Landkreis Bergen/Rugen. 1974 wird es schrittweise im Bezirk Rostock, ab 1975 in weiteren Bezirken der DDR eingeführt. Bei diesem Programm handelt es sich um das erste auf Computerbasis arbeitende Mass-Screening-Programm im RGW-Bereich (Abb. 1).

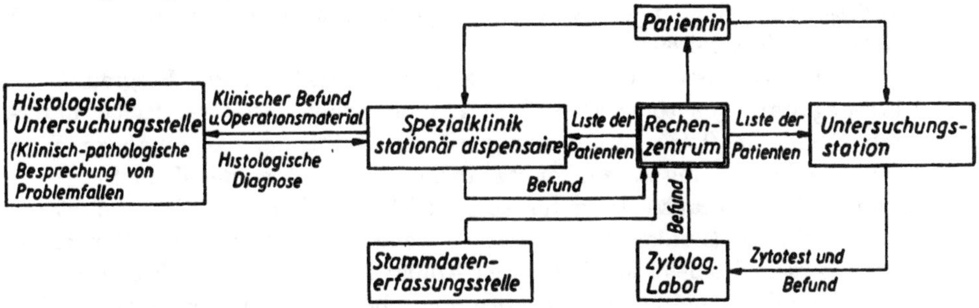

Abb. 1. Organisation und Informationsfluß des Untersuchungsprogramms

Ergebnisse

Die Altersstruktur der von uns untersuchten Frauen ist auf Grund der Abspeicherung nach der Personenkennzahl repräsentativ für die weibliche Population

1) Mit Unterstützung des Forschungsprojektes „Fruherfassung des Zervixkarzinoms", Akademie der Wissenschaften der DDR, Berlin, Zentralinstitut fur Krebsforschung.

der Stadt Rostock. Eine Übersicht über die ersten Ergebnisse der Krebsfährtensuche sowie der Nebenbefunde ist der Tabelle 1 zu entnehmen. Diese Daten entsprechen gleichzeitig dem zu erwartenden Anteil an pathologischen Befunden.
Es kann mit 2% zytologisch und/oder kolposkopisch sowie mit 12% sonstiger Nebenbefunde (einschließlich Mamma und Rektum) gerechnet werden.

Tabelle 1. Ergebnis der ersten Zwischenauswertung

1. Angeschrieben:		17901 Frauen
2. Briefe erhalten:		17498 Frauen = 97,7% von 1.
3. Untersucht wurden:		8877 Frauen = 50,7% von 2.
4. Anamnesebogen ausgefüllt von:		7810 Frauen = 88,0% von 3.
5. Bereits regelm. Kontrollen:		5182 Frauen = 66,4% von 4.
6. Zytologie:		8318 Frauen
	Gruppe III	36 = 0,43%
	Gruppe IV u. V	9 = 0,11%
	nicht verwertbar	177 = 2,1%
7. Kolposkopie:		8229 Frauen
	Gruppe III	123 = 1,5%
	Gruppe IV u. V	5 = 0,1%
8. Nebenbefunde bei:		1065 Frauen = 12,0% von 3.

In der Anfangsphase der Untersuchungen lag die Beteiligung um 50%. Sie ist gegenwärtig auf 65% angestiegen und liegt in den mittleren Altersgruppen (30—50 Jahre) fast bei 80%.
Unabdingbare Voraussetzung für ein derartiges Mass-Screening-Programm ist ein leistungsstarkes zytologisches Zentrallaboratorium. Die bei 10300 untersuchten Frauen in 0,2% gefundenen positiven Zytoteste, die Anlaß zu einer histologischen Abklärung waren, konnten in 95% bestätigt werden (Tab. 2).
Eine wesentliche Voraussetzung für eine exakte histologische Diagnose ist die Gewinnung eines optimalen Konus. Die Verwendung eines abgewinkelten Konisationsmessers und eines selbsthaltenden Konisationsstiftes hat sich uns bei der Durchführung der Konisation in Blutleere gut bewährt. Das Ergebnis von 232 seit 1966 in der Univ.-Frauenklinik Rostock sowie der Prosektur des Bezirkskrankenhauses Rostock-Südstadt nach einheitlichen Gesichtspunkten histologisch aufgearbeiteten Koni ist in Tabelle 3 dargestellt. Daraus geht die überragende Rolle der Zytologie als Indikation zur Konisation sowie ihre hohe Treffsicherheit hervor. Die Anzahl der nicht im Gesunden entfernten Koni konnte durch die beschriebene Verbesserung der Operationstechnik in den letzten drei Jahren wesentlich gesenkt werden. Als weiteres Ergebnis ist die durchschnittliche Altershäufigkeit der verschiedenen Epithelveränderungen erwähnenswert. Auf Grund der verbesserten Konisationstechnik, der hohen Treffsicherheit der Zyto-

Tabelle 2. Histologie der positiven Zytoteste

10300 Untersuchungen = 0,2% positive Zytobefunde

14×Zytotest Gr. IV bzw. V:

Erosio vera	1× (falsch pos.)
starke Dysplasie	3×
Ca in situ	8×
Invasives Karzinom	2×

5×Zytotest wiederholt Gr. III:

starke Dysplasie	1×
Ca in situ	3×
Invasives Karzinom	1×

Primar klinisch diagn. Karzinom:

1 falsch positiver Test von	20 = 5%
d. h. eine Treffsicherheit von	95%!

logie und der exakten histologischen Aufarbeitung der Koni sank seit 1970 trotz Anstieg der erfaßten Carcinomata in situ bei etwa gleichbleibender Häufigkeit des Mikrokarzinoms die Zahl der Uterusexstirpationen wegen unvollständiger Entfernung der Epithelveränderung (Abb. 2). Dies erscheint insbesondere bei

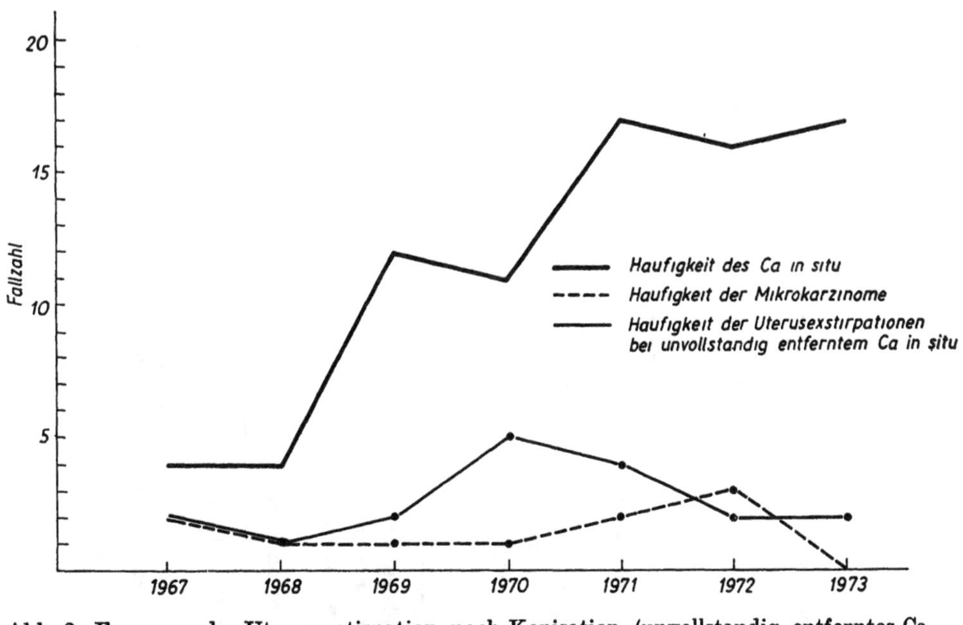

Abb. 2. Frequenz der Uterusexstirpation nach Konisation (unvollstandig entferntes Ca in situ oder Vorliegen eines Mikrokarzinoms)

Tabelle 3. Histologische Befunde bei 232 Konisationen

	Fall-zahl	Indikationen zur Konisation zytologisch 3 × Pap III	Pap IV	Pap V	histo-logisch	nur kolpo-skopisch	Konisation nicht im Gesunden	Mittleres Lebensalter
Gutartige Epithel-veränderungen	19	9	5	5	—	—	—	36,4 Jahre
Dysplasie, davon	61	16	14	23	8	—	26 (15*)	38,4 Jahre
a) leicht (mäßig)		2	3	2	2	—		
b) mittelgradig		4	3	5	2	—		
c) schwer (stark)		10	8	16	4	—		
Carcinoma in situ	107	12	45	41	8	1	33 }	39,4 Jahre (Carcinoma in situ und mit beginnender Stromainvasion)
Carcinoma in situ mit beginnender Stromainvasion	12	1	4	5	2	—	5 }	
Mikrokarzinom	15	2	3 (+1**)	9	—	1	5 }	42,6 Jahre (Mikro- und Makrokarzinom)
Makrokarzinom	18	4	5	6	—	3	— }	
Gesamtzahl der Fälle	232	44	76	89	18	5		

*) davon 15 randliche Dysplasien bei Carcinoma in situ
**) dazu 1 Fall bei gleichzeitigem Makrokarzinom (Zweitkarzinom)

Frauen im fertilen Alter im Hinblick auf die Vermeidung eines „overtreatment“ von Bedeutung.

1. Im Rahmen unserer Studie werden epidemologische Untersuchungen mit dem Zielpr ospektiver Aussagen durchgeführt. Es sollte eine Abstimmung derartiger Untersuchungen nach vergleichbaren Kriterien für eine Stadt- und Landbevölkerung erfolgen.
2. Erarbeitung einer einheitlichen zytologischen und histologischen Nomenklatur der Vor- und Frühstadien des Zervixkarzinoms, wobei wir unsere derzeitige Konzeption als Arbeitsgrundlage vorschlagen (Tab. 4). Sie lehnt sich an die Vorstellungen von BURGHARDT an.

Tabelle 4. Histologische Nomenklatur und Einteilung der gutartigen Epithelveranderungen an der Cervix uteri und der Vor- und Fruhstadien des Zervixkarzinoms nach BUTTNER, KYANK und BADER

A: Gutartige Veranderungen

Ektozervix:
Abnormes Plattenepithel
Basalzellenhyperplasie

Endozervix:
Reservezellenhyperplasie
Plattenepithelmetaplasie (komplett, inkomplett)

B: Vorstadien des Zervixkarzinoms

Plattenepithelpapillom
Dysplasie (leicht, mittelgradig, schwer)
Carcinoma in situ
Adenocarcinoma in situ

C: Frühstadien des Zervixkarzinoms

Carcinoma in situ mit beginnender Stromainvasion Mikrokarzinom:
1. fruhe Stromainvasion
2. andere Wachstumsformen des Mikrokarzinoms (netzig, plump, selten bereits differenziertes Karzinom)

D: Zusatz

Epithelveränderungen der Cervix uteri unter hormonaler Kontrazeption

3. Nach Einigung über Fragen der Nomenklatur und des diagnostischen Vorgehens wäre es erforderlich, Therapievorschläge auf Grund histologischer Befunde zu erarbeiten, um vergleichbar zu werden. Kriterien wie Alter, Kinderwunsch, Nebenbefunde, im Gesunden oder nicht im Gesunden entfernte Vor- und Frühformen des Zervixkarzinoms müssen dabei berücksichtigt werden. Die Betonung liegt auf der individuellen Festlegung des therapeutischen Vorgehens.

4. Es müßten ferner Minimal- und Optimalvarianten bei der Lösung organisatorischer Probleme im Zusammenhang mit einem Mass-Screening abgehandelt werden. Unser Modell ist so angelegt, daß es von Arbeitsgruppen außerhalb der DDR übernommen werden kann.
5. Weiterhin wäre empfehlenswert, Absprachen über die effektivste Form einer Aufklärung und positiven Motivation zur Vorsichtsuntersuchung vorzunehmen. Das betrifft Massenmedien, durchführbar in allen RGW-Ländern. Nur wenn es gelingt, die Bereitschaft aller Frauen zur Untersuchung zu erreichen, wird eine Reduzierung des Zervixkarzinoms möglich sein.

Nach einem Vortrag auf der RGW-Arbeitstagung zum Thema „Frühdiagnostik menschlicher Tumoren“ vom 24.—28. Marz 1974, Berlin-Buch.

Die Mikrospektrophotometrie in der Diagnostik bösartiger Tumoren

G. G. Avtandilov

Zentrales Pathologischanatomisches Laboratorium des Instituts für Humanmorphologie der Akademie der medizinischen Wissenschaften der UdSSR

In seiner praktischen Arbeit stößt der Pathologe häufig auf Schwierigkeiten bei der Diagnostik präkarzinomatöser Gewebsveränderungen, bei der Einschätzung der therapeutischen Taktik für diese Patienten sowie bei der Lösung von prognostischen Fragen.

Deshalb untersucht man zur Zeit sehr intensiv die quantitativen Besonderheiten der Veränderung der Menge an DNS und anderen Zellkomponenten. Die Untersuchung ermöglicht, den Verlauf der Malignisierung objektiv einzuschätzen (Seidel u. Sandritter, 1963; Sandritter et al., 1966; Avtandilov et al., 1970, 1972; Sprenger u. Böhm, 1971).

Der Pathologe untersucht Veranderungen im Gewebsschnitt und hat dadurch die Möglichkeit, verschiedene Tumorbereiche, vor allem Zellen der Wachstumszonen, zu analysieren (G. G. Avtandilov, 1973; Avtandilov u. Kasanzeva, 1973).

Wir wollen die Anwendung der Mikrospektrophotometrie in der pathohistologischen Diagnostik präkarzinomatöser Vorgänge und bösartiger Neubildungen durch einige Angaben von Mitarbeitern des Zentralen Pathologischanatomischen Laboratoriums im Institut für Humanmorphologie der Akademie der medizinischen Wissenschaften der UdSSR (I. A. Kasanzeva, L. V. Zschervonnaja, V. S. Paschkova, R. V. Sgibneva, V. G. Krasnova u.a.) illustrieren.

Die Untersuchungen wurden an Biopsie- und Operationsmaterial (652 Beobachtungen) ausgefuhrt. Der DNS-Gehalt des Zellkerns wurde an einem integrierenden Scanner-Mikrospektrophotometer (G. G. Avtandilov et al., 1970) bei einer Lichtwellenlänge von 575 nm unter Anwendung von 5 μm dicken, nach Feulgen gefärbten Schnitten bestimmt. Die spezifische optische Zellkerndichte wurde mit der Durchschnittszellfläche multipliziert und dabei eine Aussage über den DNS-Gehalt in relativen Einheiten erhalten. An denselben Histopräparaten wurde auf dieselbe Weise die DNS-Menge in den Kernen von kleinen Lymphozyten bestimmt, deren Mittelwerte als Standardgehalt an DNS in diploiden Zellkernen (2c) angenommen werden. Dieser Standardwert wurde zur Berechnung der DNS-Menge in den Zellkernen des auf den Ploidiegrad untersuchten Gewebes benutzt.

Zwecks einer Überprüfung des verallgemeinerten Wertes für die quantitative Veränderungskinetik des genetischen Materials wurde ein DNS-„Akkumulationsindex“ (G. G. Avtandilov, 1973) empfohlen, der ein suspendiertes arithmetisches Mittel der DNS-Menge des Zellkerns (ein Mittelwert aus der Summe an

Produkten der Zellenmenge multipliziert mit den entsprechenden Ploidieeinheiten) darstellt.

Es wurde eine mikrospektrophotometrische Untersuchung des DNS-Gehalts in Kernen der Epithelwachstumszonen bei hyperplastischen und geschwulstigen Vorgängen in Epidermis, Kehlkopf, Uterushals, Endometrium, im Magen und Dickdarm unter Berucksichtigung von klinischen und pathomorphologischen Besonderheiten durchgeführt. Das Material umfaßte folgende Gruppen: 1) normales Epithel; 2) gutartige Tumoren sowie hyperplastische und dysplastische Vorgänge ohne atypische Zeichen im Epithel; 3) atypische hyperplastische Prozesse; 4) maligne Tumoren.

Es steht fest, daß in den Histogrammen über die DNS-Verteilung im normalen Epithelgewebe diploide und paradiploide Zellen dominieren, deren Zahl in den untersuchten Epithelarten 85% erreicht hat.

Die hyperplastischen und dysplastischen Vorgänge zeichnen sich durch eine besser ausgeprägte Heterogenität der Zellen aus.

Bei atypischen und hyperplastischen Vorgängen nimmt die Zahl der polyploiden, besonders aber der paraoktoploiden Zellen zu, dabei übertrifft der Anteil der Letzteren 30—50%.

Wenn der genannte Polyploidiegrad des Epithelgewebes erreicht wird (und ein solcher Polyploidiegrad ist gewöhnlich die Zunahme der paraoktoploiden Zellen über 1/3, d. h. „die Regel des Drittels der führenden Zellpopulation“ nach dem Autor), kommt es sofort zu einem Zustand, der von einer fortschreitenden Wahrscheinlichkeit der Gewebsmalignisierung zeugt.

Der DNS-„Akkumulationsindex“ für das normale Epithel der untersuchten Organe hat nie 2,3—2,8 überschritten.

Es wurde gezeigt, daß die Basalepithelzellkerne für die Festlegung des Proliferationscharakters besonders aussagekräftig sind. Die Stachelzellen und die Oberflächenschicht haben niedrigere Indices. Im mehrschichtigen Plattenepithel des Uterushalses beträgt der Index 1,8 und 1,6. Dieser Umstand kann dazu führen, daß die DNS-Menge der durch Abklatsch und Abstrich erhaltenen Zellkerne zu niedrig bemessen wird.

Bei den gutartigen Geschwülsten und einfachen hyperplastischen Vorgängen erreicht der DNS-„Akkumulationsindex“ die Werte von 2,4—5,8, bei atypischen Hyperplasien 4,3—6,5, beim Krebs 6,4—9,6 und bei Adenokarzinomen 10,6—11,8 (G. G. Avtandilov u. Kasanzeva, 1973).

Die graphische und mathematische Darstellung der für jedes Gewebe erwähnten Indexdynamik (mit Hilfe einer Musterfunktion $y = c \cdot -2^x$, wobei y — die durchschnittliche DNS-Menge in Ploidieeinheiten; c — das arithmetische Ploidiemittel des normalen Ausgangsgewebes; x — Wachstumsphasen: 0 — die Norm; 1 — atypische Hyperplasie; 2 — bösartige Geschwulst sind) erlaubt, die nachgewiesene Abhängigkeit in Form einer *exponentiellen Gesetzmäßigkeit der DNS-Ansammlung in malignisierten Zellpopulationen* auszudrücken (G. G. Avtandilov, 1973).

Von der erhaltenen Gesetzmäßigkeit ausgehend ist zu vermuten, daß die Gewebsproliferation begleitet von einer DNS-Mengenzunahme in den Zellkernen, die fast einer Verdoppelung der Menge an genetischem Material gleich ist, eine eigenartige „Unbeständigkeitsphase“ darstellt und der atypischen Hyperplasie eigen ist. Die morphologisch gebildeten Krebsgeschwülste zeichnen sich in der Regel durch höhere DNS-Werte aus, die in einigen Fällen sekundäre Verdoppelung der DNS-Mittelwerte und eine stark ausgeprägte Polyploidie (etwa 1/3 aller Zellen mit dem Ploidiegrad über 8c) erreichen.

Die genannte Gesetzmäßigkeit wird auch bei malignen Tumoren anderer Histogenese bestätigt (L. V. TSCHERVONNAJA, 1973). So hat der DNS-„Akkumulationsindex“ bei primären Hautmelanomen um 2,5 und bei metastasierten Melanomen fast um das 4fache den entsprechenden Index für das Muttermal übertroffen.

Die zytophotometrischen Ergebnisse der Untersuchung von Abklatschen, Abstrichen, Zellsuspensionen derselben Gewebe müssen entsprechend korrigiert werden, denn die vergleichende Einschätzung der mikrospektrophotometrischen Befunde über den DNS-Gehalt in den Kernen der Epithelwachstumszonen, in den Schnitten und zytologischen Präparaten hat eine große Aussagekraft der histologischen Schnitte ergeben.

Durch die mikrospektrophotometrische Analyse der Veränderung des DNS-Gehaltes wird eine Übersicht über den Charakter der Störungen im normalen „Klonprofil“ des primären Gewebes sowie über die kritischen DNS-Ansammlungswerte, die Heterogenitäts- und Polyploidiezunahme gewonnen, die durch das Fortschreiten der präkarzinomatösen Vorgänge und der Malignisierung entstehen.

Die erhaltenen Befunde haben uns erlaubt, eine Hypthese über die *DNS-Superproduktion* als wichtiges Kennzeichen für bösartige Gewebsumwandlung und Geschwulstproliferation vorzulegen (G. G. AVTANDILOV u. L. V. TSCHERVONNAJA, 1973). Dieser Störungsprozeß der genetischen Information, der durch eine Reihe von Faktorenkomplexen (häufig kanzerogenen) stimuliert und modifiziert wird, findet seine Ausprägung in den Veränderungen von qualitativen und quantitativen Merkmalen der Zellpopulationen und des „Klonprofils“ des Gewebes, was unter den entsprechenden Bedingungen eine präkarzinomatöse Transformation und maligne Proliferation zur Folge hat.

Die mikrospektrophotometrische Untersuchung der Veränderungsdynamik im genetischen Material der Gewebe (der DNS-„Akkumulationsindex“) in den Basalzellen sowie in den Wachstumsregionen kann als objektiver quantitativer diagnostischer Test angewandt werden, der in Kombination mit anderen pathomorphologischen Schnittuntersuchungen die Schwierigkeiten zu überwinden hilft, die vor den Pathologen bei der Diagnostik der Initialstufen einer Gewebsmalignisierung und bei der Lösung der mit der Prognose von proliferativen Vorgängen verbundenen Fragen auftauchen.

Literaturverzeichnis

[1] AVTANDILOV, G. G., YU. I. BLAGOVESCHENSKY, A. S. DOLMATOV and D. I. MURAKHOVSKY: Scanning integrating single-ray microspectrophotometr. Archiv Pathol. **32**, 10 (1970) 70—72.

[2] AVTANDILOV, G. G., and V. S. PASKOVA: Microphotospectrometric investigation of polymorphous cancerous tumors of the stomach. Bull. experiment. Biol. a. Med. **4** (1970) 82–85.

[3] AVTANDILOV, G. G., Z. V. GOLBERT und L. V. CHERVONAJA: Microspectrophotometrische Untersuchungen des DNS-Gehaltes in primaren und metastatischen Melanomherden vor und nach Strahleneinwirkung. Radiobiologia Radiotherapia **13**, 6 (1972) 675–679.

[4] AVTANDILOV, G. G., and L. V. CHERVONAJA: Comparative microspectrophotometry of DNA content in the cells of the primary foci of malignitat melanoma and of its metastases. Bull. exper. Biol. a. Med. **4** (1973) 77–79.

[5] AVTANDILOV, G. G., and I. A. KASANTSEVA: Comparative microspectrophotometric study of the DNA content in the diagnosis of pretumorous processes and cancer. Virchows Arch. Abt. A Path. Anat. **359** (1973) 289–297.

[6] AVTANDILOV, G. G.: Perpektivi primenenia mikrospektrofotometri v diagnostike predopucholevich processov. In: Voprosi patologitscheskoj Anatomii predopucholevich processov Kranodar 1974, 23–27.

[7] SANDRITTER, W., M. CARL and W. RITTER: Cytophotometric measurements of the DNA content of human malignant tumours by means of the FEULGEN reaction. Acta Sytol. (Philad.) **10** (1966) 26–30.

[8] SEIDEL, A., und W. SANDRITTER: Cytophotometrische Messungen des DNS-Gehaltes eines Lungenadenoms und einer malignen Lungenadenomatose. Z. Krebsforsch. **65** (1963) 555–559.

[9] SPRENGER, E., und N. BOHM: Der Einfluß von Metachromasie und Photodekomposition auf die quantitative FEULGEN-DNS Fluoreszenzcytophotometrie. Histochemie **25** (1971) 177–181.

Nach einem Vortrag auf der RGW-Arbeitstagung zu Fragen der Impulszytophotometrie vom 18.–19. 4. 1974, Berlin-Buch.

Versuche zum Einsatz der Impulszytophotometrie zur Verbesserung der frühzeitigen Diagnose des menschlichen Magenkarzinoms

H. Weiss, W. Gibel, H.-J. Götz und G. Wolff

Zentralinstitut für Krebsforschung der Akademie der Wissenschaften der DDR

Alle heutigen onkologischen Behandlungsmethoden stehen oder fallen mehr oder weniger mit der Frühdiagnose. Wenn die Behandlungsergebnisse beim Magenkrebs trotz chirurgischer Perfektion heute immer noch unbefriedigend sind — die Fünf-Jahre-Überlebenszeit aller an Magenkrebs Erkrankten liegt bei weniger als zehn Prozent —, ist dies in erster Linie auf die bestehenden Schwierigkeiten einer echten Frühdiagnose bei dieser Krebslokalisation zurückzuführen. Das anzustrebende Ziel ist demnach die Entwicklung einer optimalen Magenkrebs-Frühdiagnostik. Dies kann zum gegenwärtigen Zeitpunkt nur durch eine Zusammenarbeit aller bisher praktizierten Methoden — wie Gastroskopie, Endophotographie, Röntgenuntersuchung, Magenbiopsie und Zytologie — erreicht werden. Die klassische Zytologie ist jedoch sehr zeitaufwendig und erfordert ein hohes Maß an Erfahrung. So versuchen wir sie durch die Impulszytophotometrie zu ersetzen. Zusammen mit den zitierten Methoden hoffen wir damit ein Instrument zu haben, daß zur Kontrolle von Patienten, die einer der für den Magenkrebs bekannten Risikogruppen angehören, in der Hand zu haben. Die genannten Risikogruppen werden bekanntlich aus Patienten mit chronisch atrophischer Gastritis, Magengeschwüren, Polypen, Patienten mit Pernitiosa oder bereits chirurgisch behandelten Patienten, die an einem Primärtumor des Magens erkrankt waren, gebildet.

Die theoretische Grundlage für unsere Untersuchungen besteht in dem Auftreten von aneuploiden-polyploiden Chromosomensätzen in den meisten soliden Tumoren. Die DNS-Verteilungsmuster erstrecken sich vom hypodiploiden Gebiet uber verschiedene Zwischenwerte in die polyploide Region. Maligne Tumoren mit einem diploiden Chromosomensatz bilden die theoretische Grenze dieser Methode.

Folgende Patientengruppen wurden in unsere Untersuchungen einbezogen:

1. Personen mit einer normalen Magenschleimhaut,
2. Patienten mit Oberflächengastritis,
3. Patienten mit chronisch atrophischer Gastritis,
4. Patienten mit einem Magenkarzinom.

Da das Magengeschwür in den meisten Fällen vergesellschaftet mit einer Gastritis auftrat, wurde keine getrennte Gruppe für Ulkus-Patienten aufgestellt.

Methodik

Für unsere Untersuchungen benutzten wir Magensaft, Magenspülflüssigkeit und Magenbiopsiepartikel. Um die Viskosität des Magensaftes herabzusetzen, fugten wir dem Magensaft ein Mukolytikum zu. Wir gingen grundsätzlich von vitalen Zellsuspensionen aus und brachten keine enzymatische Vorbehandlung (Pepsin, Pronase oder RNAase) in Anwendung.

Ergebnisse

Bis jetzt wurden etwa 700 Untersuchungen von uns durchgeführt, die sich fast gleichmäßig auf Magenbiopsie- und Magensaftuntersuchungen verteilen. Einige Histogramme sollen charakteristische DNS-Verteilungsmuster für die aufgeführten Patientengruppen zeigen.

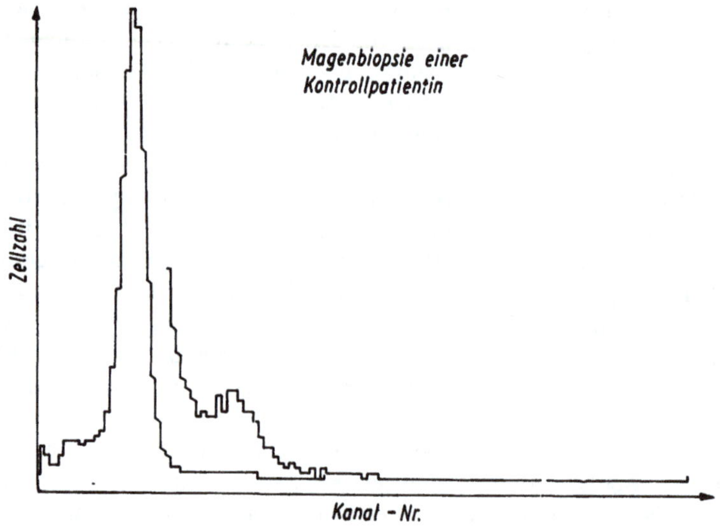

Abb. 1

In der DNS-Verteilungskurve, die aus einer Magenbiopsie, einer Person mit normaler Magenschleimhaut gewonnen wurde, wird der größte Teil der Zellen durch einen diploiden Chromosomensatz charakterisiert (Abb. 1). Der G_1-peak zeigt eine normale symmetrische schmale Verteilung. Die Anteile an S-Phase-Zellen und tetraploiden Zellen sind sehr klein; auch bei 10facher Vergrößerung der Auftragung können polyploide Zellen nicht erkennbar gemacht werden.
Der zugehörige Magensaft ist ebenfalls charakterisiert durch einen überwiegenden Anteil an diploiden Zellen. Eine getrennte S-Phase und ein separierter tetraploider peak sind nicht ausgebildet (Abb. 2).

Aus anderen Untersuchungen ist bekannt, daß entzündliche Gewebe eine erhöhte Proliferation aufweisen. Dies drückt sich im Histogramm durch einen Anstieg der sich in der S-Phase befindenden Zellen sowie der $G_2 + M$-Zellen aus.

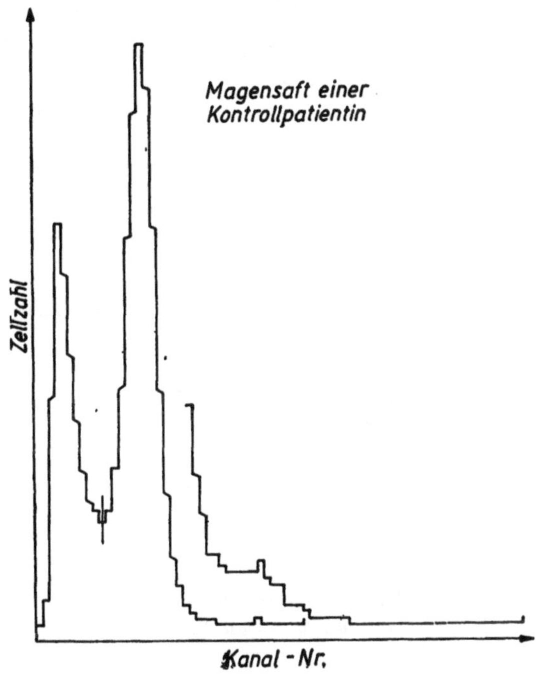

Abb. 2

Diese Charakteristika gelten für das Histogramm einer Magenbiopsie-Untersuchung einer Patientin mit Oberflächengastritis (Abb. 3). Es imponiert durch einen nahezu symmetrisch ausgebildeten diploiden Gipfel. Sowohl der Anteil an S-Phase-Zellen als auch $G_2 + M$-Zellen ist angestiegen. Zu beachten ist die deutliche Trennung zwischen dem der S-Phase zuzuordnenden Minimum und dem $G_2 + M$-peak. Bei 10facher Vergrößerung sind einige aneuploid-polyploide Zellen nachweisbar.

In der Abbildung 4 ist das Histogramm eines Magensaftes einer Patientin mit Oberflächengastritis dargestellt. Die gemessenen Zellen sind vorwiegend diploid, wobei die Rechtsverbreitung am absteigenden Ast des diploiden Gipfels auffällt, die wahrscheinlich für Zellen in der frühen S-Phase verantwortlich ist. Ein getrennter tetraploider Gipfel ist nur unklar ausgebildet. Die Anzahl der polyploid-aneuploiden Zellen ist gegenüber dem Bild einer normalen Mukosa nur wenig angestiegen.

Das Krankheitsbild der atrophischen Gastritis leitet in der ihr eigenen DNS-Verteilungskurve zu dem für das Karzinom typischen Bild über.

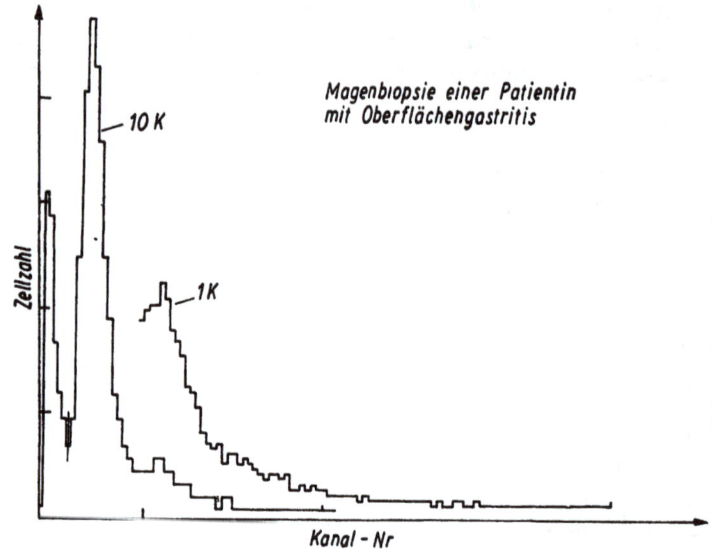

Abb. 3

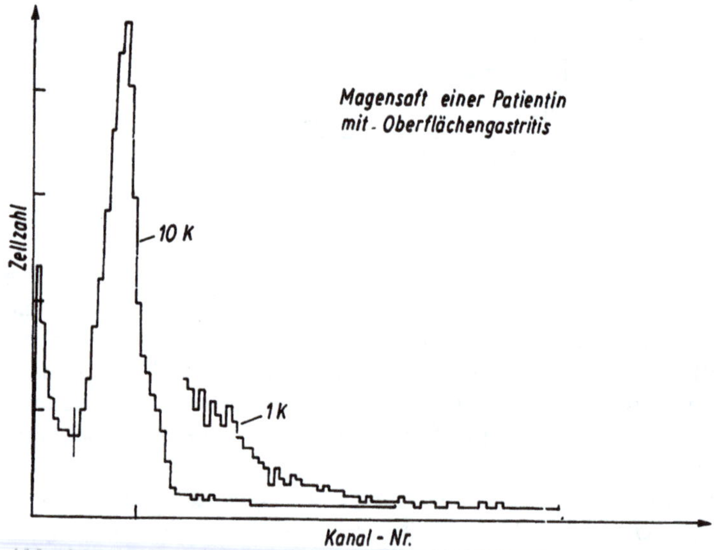

Abb. 4

Die Magenbiopsie eines Patienten mit atrophischer Gastritis gibt die in Abbildung 5 dargestellte DNS-Verteilungskurve wieder. Sie ist gekennzeichnet durch einen relativ breiten diploiden Gipfel mit Rechtsverbreiterung, eine deutlich angestiegene S-Phase und einen ebenso deutlich erhöhten Anteil an $G_2 + M$-Zellen. Letzteres gilt auch für den Anteil an aneuploid-polyploiden Zellen. So wie bei der Be-

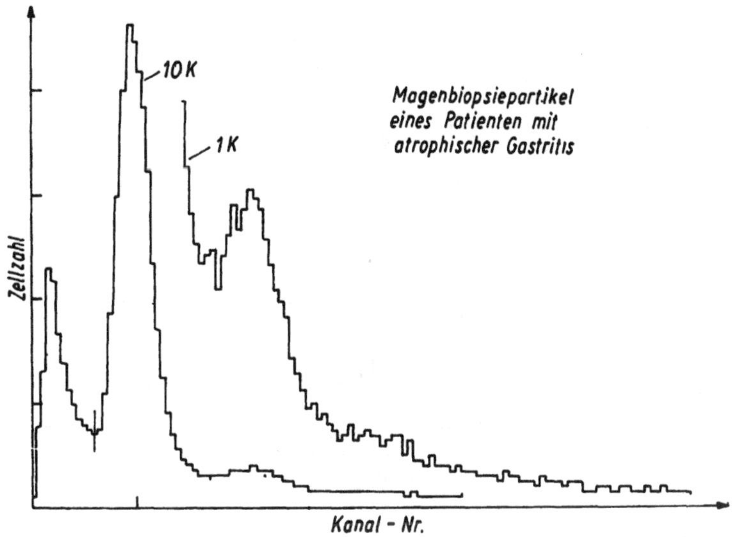

Abb. 5

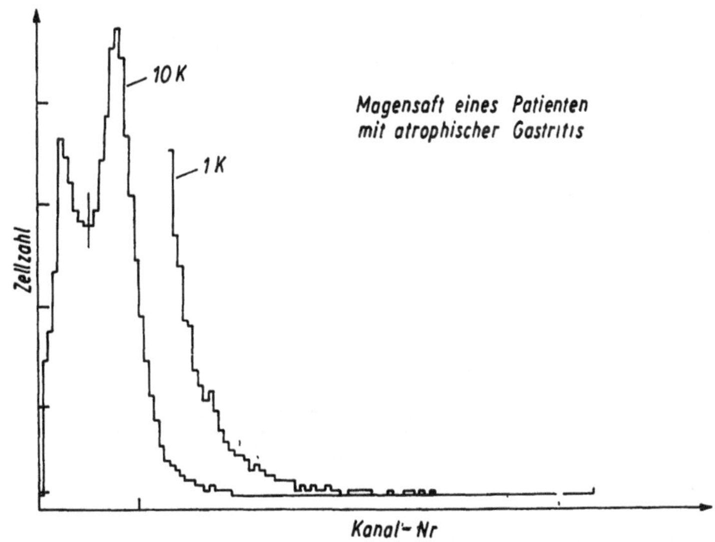

Abb. 6

trachtung des Histogramms einer Magenbiopsie bei Oberflächengastritis sei auch hier auf die deutliche Trennung zwischen S-Phase und $G_2 + M$-peak hingewiesen. Die breite Verteilung des diploiden Gipfels mit leichter Rechtsasymmetrie wiederholt sich im Histogramm eines Magensaftes einer Patientin mit atrophischer Gastritis. Ein getrennter tetraploider peak ist nicht ausgebildet; der Anteil an aneuploid-polyploiden Zellen ist angestiegen (Abb. 6).

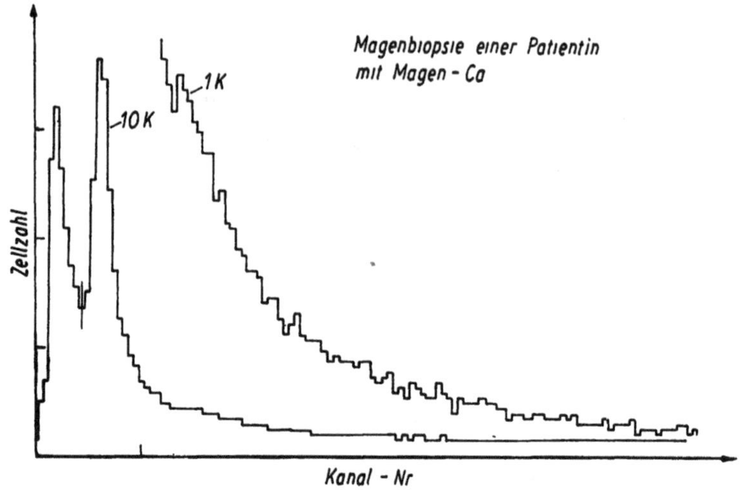

Abb. 7

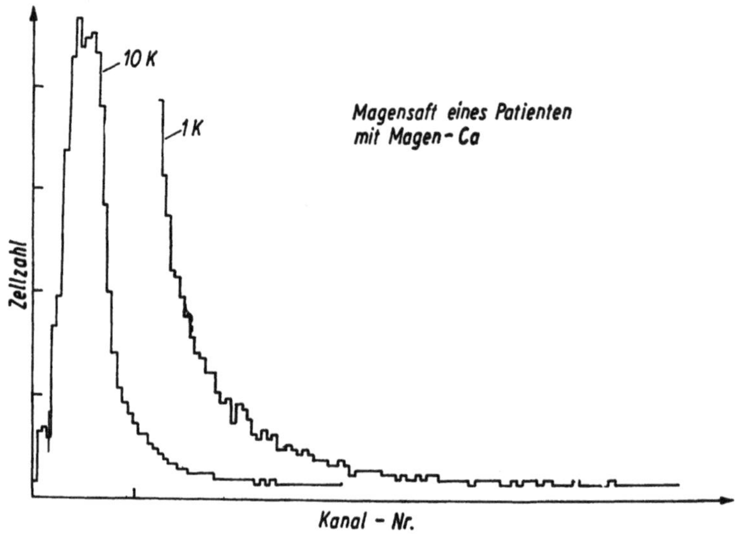

Abb. 8

Abbildung 7 gibt die DNS-Verteilungskurve für eine Magenbiopsie eines Magenkarzinom-Patienten wieder. Der diploide Gipfel weist eine starke Rechtsverbreiterung auf. Erheblich angestiegen sind S-Phase, $G_2 + M$-Zellen und aneuploid-polyploide Zellen, wobei eine Trennung zwischen diesen 3 Komponenten auch in der Vergrößerung kaum erkennbar ist.

Der Magensaft eines Karzinom-Patienten zeigt in der DNS-Verteilungskurve einen sehr breiten diploiden Gipfel mit Rechtsasymmetrie (Abb. 8).

So wie die meisten Histogramme aus Magensaft ist auch hier kein getrennter

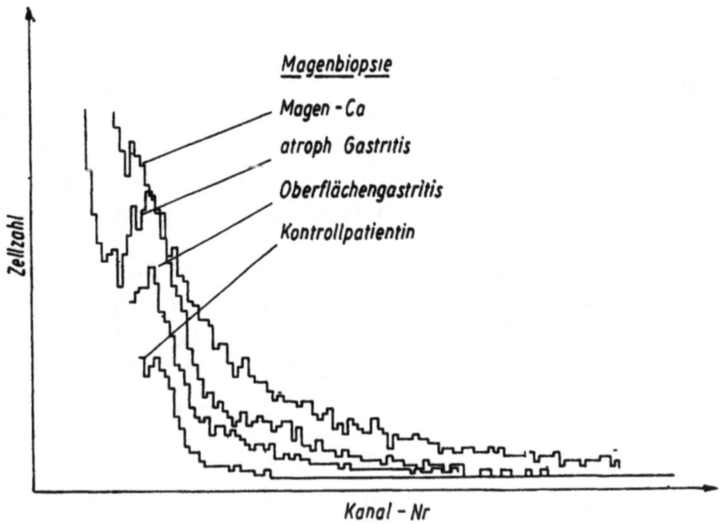

Abb. 9

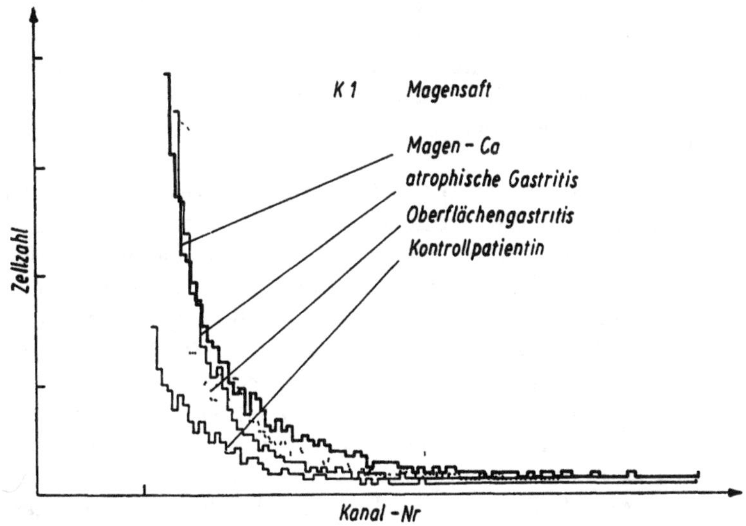

Abb. 10

tetraploider Gipfel erkennbar. Die Vergrößerung zeigt einen deutlichen Anstieg des Anteils an aneuploid-polyploiden Zellen.

Zur besseren Möglichkeit eines Vergleiches wurden die vergrößerten Teile der DNS-Verteilungskurven der 4 untersuchten Patientengruppen zusammengestellt. In der Abbildung 9 wird das sich hierbei für Magenbiopsie ergebende Bild gezeigt. Es imponiert ein kontinuierlicher Anstieg des Anteils an S-Phase-Zellen, G_2 + M-Zellen und aneuploid-polyploiden Zellen vom normalen Gewebe zum

Karzinomgewebe über die Zwischenstufen von Oberflächengastritis und atrophischer Gastritis. Die entsprechende Zusammenstellung für Magensaft zeigt nur einen kontinuierlichen Anstieg der aneuploid-polyploiden Zellen von normalem Gewebe zum Magenkarzinom über die oben erwähnten Zwischenstufen (Abb. 10). Eine Auswertung unserer bisherigen Ergebnisse führt zu einer Übereinstimmung zwischen der Aussage des Histogramms und des histologischen Befundes in 55% der Magenbiopsie-Untersuchungen und in 42% der Magensaftuntersuchungen. Die Rate der falsch negativen Befunde liegt für Biopsien bei 3% und bei Magensaft bei 14%. Die höchste Irrtumsquote ist zwischen den Gruppen Oberflächengastritis und chronisch atrophische Gastritis zu finden. Dabei ist zu bemerken, daß bei einem Irrtum das Histogramm meist die für die nächst höhere Krankheitsstufe charakteristische DNS-Verteilungskurve zeigt. Untersuchungen an Biopsie und Magensaft am selben Patienten führen in 61% der Fälle zum gleichen Ergebnis. An dieser Stelle soll darauf hingewiesen werden, daß verschiedene Teile der Magenschleimhaut der impulszytophotometrischen Messung und der histologischen Untersuchung zugeführt werden und daß dabei in Betracht gezogen werden muß, daß verschiedene Teile der Magenschleimhaut einen unterschiedlichen Veränderungsgrad aufweisen können. Dies führt auch zu einer Gegenüberstellung der Vor- und Nachteile einer Magensaftuntersuchung gegenüber einer Magenbiopsieuntersuchung: Der Magensaft enthält Zellen aus dem ganzen Magen und gleicht damit den erwähnten möglichen Unterschied im Veränderungsgrad verschiedener Bezirke der Magenschleimhaut aus. Jedoch beinhaltet er auch Zellen aus dem Oesophagus und dem Duodenum, die das erhaltene Bild beeinflussen können.

Soll eine Verbindung zu bisher in der Literatur beschriebenen Untersuchungen hergestellt werden, so ist die Arbeit von Inui und Oota zu erwähnen. Diese Autoren bestimmten den DNS-Gehalt von Zellen in 84 Fällen von Magenkarzinomen an Menschen; sie benutzten die Methode der Einzelzellphotometrie. Der dabei gefundene Ploidigrad reicht von hypodiploid bis hypohexaploid. Eine Korrelation zwischen DNS-Gehalt und Malignitätsgrad wurde nicht festgestellt. Ähnliche Ergebnisse wurden von Makino et al. publiziert.

Zum Schluß dieses Berichtes soll noch kurz auf die Auswertung der Histogramme eingegangen werden: Sie geschah bisher auf subjektive Weise; jedoch sind Untersuchungen eingeleitet, die zu einer mathematischen Computerauswertung führen sollen. Bisher wurden 7 Parameter entwickelt, die der Charakterisierung und Differenzierung der für die 4 untersuchten Patientengruppen typischen DNS-Verteilungsmuster dienen sollen. Dabei fanden die Gesetze und Termina der Zellkinetik keine Beachtung. Die erwähnten Parameter sollen nur beschreibende, charakterisierende und differenzierende Funktion ausüben und eine statistische objektive Auswertung ermöglichen. Diese Untersuchungen wurden von Waldmann und Knüpfer durchgeführt und sind Gegenstand des nächsten Vortrages.

Nach einem Vortrag auf der RGW-Arbeitstagung zum Thema „Frühdiagnostik menschlicher Tumoren“ vom 24.—28. Marz 1974, Berlin-Buch.

Die Anwendung der Impulszytophotometrie in der Diagnostik von Gastritis und Magenkrebs

A. S. PETROVA, T. A. LUKINA, G. N. SUBRICHINA, A. V. VELESEVITSCH und O. V. TSCHISTJAKOVA

Institut für experimentelle und klinische Onkologie der Akademie der medizinischen Wissenschaften der UdSSR

In der vorliegenden Arbeit ist das Material über die Untersuchung von 121 Histogrammen von Patienten (34 — unveränderte Schleimhaut, 32 — Gastritis mit Proliferationselementen und 55 — Magenkrebs) dargelegt.

Die bei der Gastroskopie erhaltene Magenschleimhaut wurde zerkleinert und in eine 35%ige Äthanollosung (Fixator) eingebettet. In dieser Form wurde das Praparat ca. eine Woche aufbewahrt. Vor der Bestımmung wurde das Material mit 0,2%iger Salzsäurelösung mit Pepsin innerhalb von 20 Minuten in einem Wasserbad bei 37°C prapariert. Danach wurde das Pràparat mit physiologischer Kochsalzlosung zweimal gespült und mit Ethidiumbromid, das fur die Zellfärbung nach der BERKHAN-Methode bereitet wurde, gefarbt.

In den meisten Magenkrebsfällen wurde die Diagnose histologisch bestätigt. In der Gruppe der Patienten mit Gastritis beruhte die Diagnose auf den Angaben der klinischen Komplexuntersuchung: Gastrobiopsie, röntgenologische, .zytologische und histologische Untersuchungen, sowie dynamische Patientenüberwachung.

Bei der Einschätzung der erhaltenen Histogramme registrierten wir vor allem Zacken, die diploide, tetraploide und polyploide Zellen charakterisieren. Darüber hinaus konnten wir auch den Ausprägungsgrad der Letzteren, deren Form, Breite und das Verhältnis zueinander, den Charakter des Zackenübergangs ineinander bestimmen.

Nach der Analyse der erwähnten Parameter kamen wir zum Schluß, daß je nach dem Charakter der Magenschleimhautveränderungen (d. h. unveränderte Schleimhaut, Gastritis, Polyp oder Krebs) einige Kurventypen zu differenzieren sind. Die wichtigsten Unterschiede in den Kurventypen bestanden in der Kurvenform und im prozentuellen Verhältnis der Elemente, die die gesamte Kurve bildeten, was hauptsächlich vom Verhàltnis zwischen verschiedenen Zellelementen, die zu dem zu untersuchenden Substrat gehören, abhängig ist.

Bei der Untersuchung der Histogramme der visuell unveränderten Magenschleimhaut stellten wir fest, daß sich im Durchschnitt 94% der Zellen im 20.—40. Kanal lokalisieren, was dem diploiden DNS-Wert entspricht. Die restlichen Zellen (6% im Durchschnitt) waren etwa gleichmäßig im Kanal 40—70 verteilt.

In den Histogrammen der Patienten mit Gastritis und mäßiger oder ausgeprägter Magenepithelproliferation betrugen die diploiden Zellen im Durchschnitt 87%, die übrigen 13% der Zellen verteilten sich zwischen dem 40. und 70. Kanal.

In den Histogrammen mit der Diagnose eines Magenkrebs betrug die Zahl der im

20.—40. Kanal liegenden (diploiden) Zellen im Durchschnitt 73%, die übrigen 26% hatten den diploiden oder polyploiden DNS-Wert.
Beim Vergleich der Ergebnisse der Impulszytophotometrie, der zytologischen und histologischen Untersuchungen stellten wir fest, daß in den meisten Fällen die Diagnosen zusammenfielen.
So konnten wir bei der Analyse von 55 Histogrammen bei Magenkrebs nach dem Charakter von 46 Kurven mit Sicherheit auf das Vorhandensein einer bösartigen Neubildung schließen. Jedoch in 5 Fällen konnten wir nach dem Charakter der Kurven nur eine vermutende Diagnose einer malignen Neubildung stellen.
Aus den angeführten Angaben geht deutlich hervor, daß die Methode der Impuls-Zytophotometrie kombiniert mit zytologischer Analyse es erlaubt, mit einer größeren Signifikanz die Initialphasen der Zellenmalignisierung zu erfassen.

Nach einem Vortrag auf der RGW-Arbeitstagung zu Fragen der Impulszytophotometrie vom 18.—19. 4. 1974, Berlin-Buch.

Tumorimmunologische Diagnostik durch Nachweis des Carcinoembryonalen Antigens (CEA) und durch Makrophagenelektrophoresetest (MEM) nach Field und Caspary

M. Müller, H. Grossmann, G. Heidl, J. Irmscher und R. Fischer[1])

Institut für Pathologie der Medizinischen Akademie „Carl Gustav Carus" Dresden

Die maligne Transformation geht mit Veränderungen der phänotypischen Antigenexpression im Zellniveau einher. Neben dem Verlust physiologischer antigener Rezeptoren können — teilweise in Abhängigkeit von der onkogenen Noxe — qualitativ neuartige Antigenstrukturen in der Tumorzelle auftreten (Übersicht bei [21, 23]). Außerdem werden im Zuge der Kanzerisierung offenbar Gene dereprimiert, die bereits in der Embryonalphase des Organismus aktiv waren und sog. phasenspezifische Antigene codieren [3—5, 11, 12]. Mit der verstärkten Reexpression solcher onkofetalen Antigene nähert sich die Geschwulstzelle in ihrem Entdifferenzierungsgrad auch immunologisch fetalen bzw. embryonalen Zellen. Die Expression phasenspezifischer Antigenstrukturen scheint jedoch vorwiegend in quantitativer Hinsicht tumorspezifisch zu sein, da gleiche oder ähnliche antigene Determinanten in Spuren auch in adulten Normalgeweben, besonders unter regeneratorischen Bedingungen, auftreten können [6, 15, 18]. Für die praktische Terminologie einer zu entwickelnden immunologischen Geschwulstdiagnostik ist es sinnvoll, die fur bestimmte Geschwulstformen charakteristischen und qualitativ neuartigen Antigene ebenso wie die phasenspezifischen Antigene unter dem Oberbegriff „Tumorassoziierte Antigene" zusammenzufassen. Während individual spezifische Tumorantigene, wie sie für chemisch und physikalisch induzierte experimentelle Geschwülste bekannt sind [21], keine diagnostischen Möglichkeiten eröffnen, besitzen in einer Vielzahl von Tumoren oder bestimmten Geschwulstgruppen gemeinsam vorkommende tumorassoziierte Antigene zweiseitige diagnostische Relevanz. Einmal könnte die Diagnose durch den Nachweis der vom Tumor in das Blut abgegebenen Antigene direkt erfolgen (I) und zum anderen kann damit gerechnet werden, daß der geschwulsttragende Organismus gegen einige solcher Antigene immunologisch reagiert und die Erfassung dieser Immunantwort diagnostische Bedeutung besitzt (II).

I.

Der direkte Nachweis tumorassoziierter Antigene beschränkt sich beim Menschen bisher im wesentlichen auf zwei phasenspezifische Antigene.

---

[1]) In Zusammenarbeit mit B. A. Johannsen (Nuklearmedizinische Abteilung der Med. Akad. Dresden, Direktor: Prof. Dr. sc. med. K. Hennig); Prof. Dr. med. habil. G. Wittig, Robert-Rössle-Klinik des ZIK Berlin-Buch und G. Otto (Chirurg. Klinik der Med. Akad. Dresden, Direktor: Prof. Dr. sc. med. H. Wolff).

1. Alphafetoprotein mit diagnostischer Bedeutung für Leberzellkarzinome und maligne Teratome [1, 26].
2. Carcinoembryonales Antigen (CEA), das vor allem für Karzinome endodermalen Ursprungs charakteristisch ist, jedoch auch bei anderen Geschwulstformen, entzündlichen Darmerkrankungen, Pankreatitiden und alkoholischen Leberzirrhosen vermehrt im Blut auftreten kann [16, 20, 25, 27].

Im eigenen Laboratorium haben wir das CEA-Testsystem aufgebaut und bei Kaninchen Antisera erzeugt, die mit einem dankenswerterweise von Dr. GOLD (Montreal) zur Verfügung gestellten Referenz-Anti-CEA-Serum identische Spezifität besitzen. Unter Anwendung der von ABELEV und ELGORT [2] entwickelten und von uns an die Mikro-OUCHTERLONY-Technik nach CROWLE [8] adaptierten Radioimmunpräzipitation mit Autoradiographie (RIP) konnten wir nachweisen, daß aus menschlichem Kolonkarzinomgewebe isolierte und durch mehrfache Chromatographie-Schritte mit anschließender präparativer Elektrophorese gereinigte CEA-Präparate immunologisch weder homogen noch absolut tumor- oder embryospezifisch sind. Diese CEA-Präparationen besitzen Determinanten, die in geringen Mengen auch in Glykoproteidfraktionen aus adulter menschlicher Lunge und Colonmukosa vorkommen. Ähnliche Beobachtungen liegen von anderen Autoren vor [14, 17].
Die in den ersten Mitteilungen erwähnte hohe Kolonkarzinomspezifität des CEA-Nachweises mittels Radioimmunoassay im Patientenserum oder -plasma [27] steht im Widerspruch zu den sich nunmehr häufenden Publikationen, in denen unter Anwendung der gleichen Nachweistechnik erhöhte CEA-Blutspiegel nicht nur bei Kolonkarzinomen, sondern auch bei außerhalb des Verdauungstraktes gelegenen Karzinomen und nichtmalignen Erkrankungen beschrieben werden [16, 20, 25]. Daraus ergeben sich zwei mögliche Schlußfolgerungen, die einander nicht ausschließen müssen:

1. Der als CEA bezeichnete immunologisch und molekularchemisch nicht homogene Komplex besitzt nur relative Embryo- und Tumorspezifität. CEA oder CEA-ähnliche Substanzen werden bei verschiedenen proliferativen und regeneratorischen Prozessen gebildet und gelangen in die Zirkulation, wobei die Wahrscheinlichkeit eines erhöhten CEA-Blutspiegels für Patienten mit großen, CEA-produzierenden Tumormassen besonders hoch ist.
2. Die Inhomogenität des CEA-Komplexes führt dazu, daß in verschiedenen Laboratorien mit nicht völlig identischen Referenzsystemen gearbeitet wird. Wie wir uns selbst überzeugen konnten, erweisen sich CEA-Präparate aus einer Vielzahl von Kolonkarzinomen, die in der üblichen Halbmikro-Ouchterlony-Technik (z. B. kommerziell angeboten von LKB, Schweden) identisch und homogen erscheinen, in der von uns geübten Radioimmunpräzipitation als durchaus unterschiedlich im Hinblick auf ihre Cross-Beziehungen zu Glykoproteiden aus Lunge und Kolonmukosa. Daraus folgt, daß je nach dem zur Immunisierung verwendeten CEA-Präparat auch die Antikörperaktivitäten gegen die einzelnen Komponenten des CEA-Komplexes in verschiedenen Anti-

sera zumindest quantitativ different sein können. Weiterhin sind die in Patientensera nachweisbaren CEA-Substanzen uneinheitlich. Der in allen anderen Laboratorien zum CEA-Nachweis verwendete Radioimmunoassay erfaßt Inhibitionskurven ohne sicher möglichen Identitätsvergleich verschiedener Reaktionsprodukte und kann durch die eingesetzten Antikörper, das verwendete Standard-CEA und durch das Patientenmaterial bedingte qualitative Differenzen nicht erfassen.

Die von uns verwendete RIP-Technik führt nach Autoradiographie zu sichtbaren Reaktionslinien und liegt in ihrer Sensitivitätsgrenze zwischen 1 bis 10 ng CEA-Komplex. Da in einem Reaktionsansatz (30 µl) das Perchlorsäureextraktäquivalent von 5 ml Patientenserum gelangt, werden mit Sicherheit 2 ngCEA/ml Serum erfaßt. Die pathologische Grenze wird in den meisten Laboratorien mit 2,5 ng/ml angegeben. Mittels RIP-Test ist allerdings nur eine semiquantitative CEA-Erfassung möglich. Jedoch reicht die Angabe eines den Präzipitationslinienlängen proportionalen Konzentrationsbereichs für klinische Belange aus.

Tabelle 1. CEA-Nachweis in menschlichen Seren

Gruppe	Zahl	CEA nachweisbar	CEA über 3 ng/ml	CEA über 100 ng/ml
Gesunde Personen und traumatolog. Patienten	31	7/31 (23%)	2/31 (8%)	0/31
Kolon-, Rektum- u. Magenkarzinome	51	33/51 (65%)	22/51 (43%)	13/51 (25%)
Sonstige Tumoren	15	9/15 (60%)	4/15 (27%)	2/15 (13%)
Kolonpolypen, Kolitis, Ulcus ventriculi, Leberzirrhose Cholezystitis	11	8/11 (73%)	3/11 (27%)	2/11 (18%)

In unseren bisherigen Modellstudien haben wir eine Anzahl menschlicher Seren untersucht, ohne vorerst zwischen den einzelnen Subspezifitäten des CEA-Komplexes zu unterscheiden. Die Ergebnisse sind in Tabelle 1 zusammengefaßt (alle Tumoren wurden histologisch gesichert, Blutentnahme vor chirurgischer Behandlung).

Die Ergebnisse zeigen, daß der positive CEA-Nachweis unter den jetzt von uns geübten Bedingungen zunächst den Verdacht auf ein Tumorleiden oder eine Erkrankung des Verdauungstraktes lenken kann. Ein negatives Ergebnis kann im

Einzelfall keine dieser Krankheiten ausschließen. Ein über 3 ng/ml erhöhter CEA-Serumspiegel schließt Gesundheit weitestgehend aus und konzentriert den Verdacht vordergründig auf ein Verdauungstraktkarzinom. Gleiches gilt für CEA-Spiegel jenseits von 100 ng/ml. Je höher die CEA-Konzentration im Serum, um so größer ist die annehmbare Tumormasse (entsprechende Einzelbeobachtungen liegen uns für anläßlich Obduktionen entnommene Blutproben vor). Mit Sicherheit ist der CEA-Nachweis als Screening für symptomfreie Menschen ungeeignet. Als klinischer Test kann er bei positivem Ausfall als Hinweis auf ein mögliches Tumorleiden oder eine nichtmaligne Erkrankung des Magen-Darm-Traktes gelten. Höhere CEA-Serumspiegel sprechen für eine Geschwulsterkrankung vor allem im Magen-Darm-Pankreasbereich, wobei Pankreatitiden, schwere Kolitiden und aktive Leberzirrhosen in die Differentialdiagnose einbezogen werden sollten.
Inwieweit CEA-Bestimmungen in anderen Körperflüssigkeiten oder Exkreten, wie z. B. Magensaft oder Harn, zur Erkennung entsprechend lokalisierter Tumoren beitragen können, müssen weitere Untersuchungen zeigen.
Aus unserer Sicht muß vorrangig eine Differenzierung der CEA-Subspezifitäten im Patientenserum erfolgen, da hierdurch möglicherweise eine Abgrenzung zwischen CEA-positiven Patienten mit malignen und nichtmalignen Erkrankungen und vielleicht auch eine bessere Ortung von Primärtumoren gegeben ist. Schließlich kann mit einiger Wahrscheinlichkeit der Standpunkt geteilt werden, daß die Kontrolle des CEA-Serumspiegels bei behandelten CEA-positiven Geschwulstträgern eine günstige Methode zur Überwachung des Therapieeffektes darstellt.

II.

Die immunologische Diagnose eines Geschwulstleidens durch den Nachweis von Lymphozyten im Patientenblut, die gegen tumorassoziierte Antigene sensibilisiert sind, setzt einerseits Kenntnis und Isolierung geeigneter Geschwulstantigene und andererseits eine hochempfindliche Untersuchungstechnik voraus. Bisherige Ergebnisse sprechen dafür, daß mit Tumorantigenen gerechnet werden kann, die für bestimmte Geschwülste gleicher Histiogenese charakteristisch sind. Zum anderen kommen offenbar in fast allen bösartigen Neoplasmen des Menschen bestimmte basische Eiweißkörper vor, die mit einem basischen Protein aus menschlichem Hirn, das im Tierexperiment enzephalitogen wirkt, immunologisch verwandt sind [7]. Wie Field und Caspary zeigen konnten, besitzen fast alle Patienten mit malignen Tumoren Lymphozyten, die in spezifisch sensibilisierter Weise auf das basische Hirnprotein (enzephalitogener Faktor = EF) unter Freisetzung eines dem Makrophagenmigrationshemmfaktor (MIF) ähnlichen oder mit diesem identischen Faktor (slowing-factor = SF) reagieren, der das negative Bruttopotential der Meerschweinchenmakrophagenmembran reduziert und zur Wanderungsverlangsamung dieser Zellen im elektrischen Feld führt [9, 10]. Dieser Makrophagenelektrophoresetest (MEM) ist offenbar die zur Zeit empfindlichste Methode zum Nachweis zellvermittelter Immunphänomene und im Hinblick auf eine immunologische Tumordiagnostik nicht auf den Einsatz des EF als Antigen beschränkt. Dies ist insofern von Bedeutung, als gegen EF sensibilisierte Lymphozyten nicht nur bei Trägern maligner Geschwülste, sondern auch bei Patienten mit entzündlichen und degenerativen zentralnervösen Erkrankungen, bei Autoimmunkrankheiten und schweren exsudativen Tuberkulosen gefunden werden [10].

Wir haben den MEM-Test im eigenen Laboratorium aufgebaut und zunächst unter Einsatz des EF als Antigen die Resultate der Gruppe um FIELD und CASPARY reproduziert. Dabei legten wir besonderes Augenmerk auf Mehrfachansätze pro Blutprobe und Parallelmessungen an zwei Elektrophorese-Geräten (Zytopherometer, Fa. Opton, Oberkochen, BRD), um die technische Zuverlässigkeit und objektive Reproduzierbarkeit dieser subtilen Methode zu überprüfen.

Im einzelnen wurde folgendermaßen verfahren:

Isolierung von Lymphozyten aus ca. 20 ml defibriniertem Venenblut mittels Methylzellulose und Carbonyleisen [13].

Gewinnung und Waschung von Meerschweinchenperitonealzellen (Inzuchtstamm Albino/Jena oder Händler-Tiere), die durch 7—14 Tage zuvor erfolgte i.p.-Injektion von 20 ml Paraffinum liquidum induziert worden waren. Bestrahlung der Makrophagen mit 200 r, um durch Inaktivierung der beigemengten Lymphozyten eine Zweiweg-Reaktion im Sinne der gemischten Lymphozytenkultur zu unterbinden.

Ansätze: 1. Versuch: 10^6 Lymphozyten + 10^7 Makrophagen + 100 µg EF in 3 ml Eagle-Medium MEM.

2. Kontrollen: a) Lymphozyten und Makrophagen ohne Antigen
b) Makrophagen plus EF
c) Makrophagen allein.

Inkubation 90′ bei 23—24 °C. Messung der elektrophoretischen Mobilität bei 13 mA und 23 °C von 20—30 Zellen pro Probe, wobei nur solche Makrophagen registriert wurden, deren Geschwindigkeit nach Umpolung in beiden Richtungen gemessen, keine 20% uberschreitende Differenz aufwiesen. Die Verlangsamung der Makrophagen im Versuchsansatz wurde in % bezogen auf Kontrolle 2a) berechnet. Voraussetzung für die Eindeutigkeit eines Resultates war stets die Identitat der unbeeinflußten Wanderungsgeschwindigkeit in allen Kontrollen (a, b, c). Nach statistischer Bearbeitung unseres Gesamtmaterials an einem Tisch-Computer (HEWLETT-PACKARD) zeigte sich, daß in der Regel Differenzen zwischen Versuchs- und Kontrollansätzen ab 6% signifikant sind, weshalb wir (bei $p < 0,5\%$) die Grenze für ein positives Resultat bei 6% Mobilitatsreduktion festgelegt haben. Die übergroße Mehrzahl der positiven Resultate hat ein $p < 0,001\%$ mit einer zwischen 15—20% reduzierten Wanderungsgeschwindigkeit.

1. Zunächst sei an einer kleinen Gruppe von Meerschweinchen mit experimenteller allergischer Enzephalomyelitis das funktionierende immunologische Grundprinzip des MEM-Tests demonstriert (Tab. 2).
   Aus dem Ergebnis geht hervor, daß jedes der 6 Versuchstiere nach Überleben einer 13—15 Tage nach EF-Injektion mehr oder weniger stark ausgeprägten Encephalomyelitis gegen EF sensibilisiert war. Die durch SF-Freisetzung bewirkte Mobilitätsreduktion der Indikatormakrophagen lag zwischen 14,9 und 18,1%, während die Inkubation der Kontrolltierlymphozyten mit EF zu keinem Effekt führte.

Tabelle 2. Ergebnisse des MEM-Tests mit Lymphozyten von Meerschweinchen, die eine allergische Enzephalomyelitis uberlebt hatten

Antigen: EF

Tier-Nr.	Lymphozytenisolierung Tage nach EF-Injektion	% Verlangsamung der Indikator-Makrophagen
260	28	14,9
341	28	17,1
253	39	15,8
312	49	17,8
476	49	15,8
161	84	18,1
430	gesunde Kontrolltiere	0
100	gesunde Kontrolltiere	0

2. Die an 131 menschlichen Lymphozytenproben größtenteils durch Mehrfachmessung simultan an zwei Zytopherometern unter Einsatz von EF als Antigen erhobenen Resultate sind in Tabelle 3 dargestellt. Alle Tumorbefunde wurden histologisch zumeist erst nach durchgeführtem Test verifiziert.

Tabelle 3. Ergebnisse des MEM-Tests mit menschlichen Lymphozyten unter Einsatz von EF als Antigen

Gruppe	Zahl d. Probanden	Resultat negativ	Verlangsamung bis 10%	Verlangsamung über 10%
Karzinome	70	9 (12,8%)	12 (17,2%)	49 (70%)
			61 (87,2%)	
Kontrollpersonen	39	32 (82,1%)	5 (12,8%)	2 (5,1%)
			7 (17,9%)	
Neurologische Erkrankungen	7	1	0	6
Maligne Hirntumoren	5	0	0	5
Gemischte Gruppe (s. Text)	10	5	3	2

Die Ergebnisse zeigen eindeutig, daß die von Field und Caspary erhobenen [9, 10] und von Pritchard et al. [24] sowie von uns in einer vorläufigen Studie [22] und der Gruppe um Köhler und Jenssen [19] im wesentlichen bestätigten Ergebnisse zu reproduzieren sind. Für Karzinome liegt die Treffsicherheit unter unseren Bedingungen augenblicklich bei 87,2%, während Kontrollpersonen (Personen ohne nachgewiesenen Tumor und traumatologische Patienten) in 17,9% ein zumeist schwach positives Resultat ergeben. Mobilitätsreduktionen über 10% sind bei 70% der Karzinome und nur in 5,1% der Kontrollfälle zu beobachten. Die Zahl der nicht reagierenden Tumorpatienten wird offenbar teilweise durch zytostatische Behandlung und ein zu weit fortgeschrittenes Tumorstadium mit allgemeiner Immundepression erklärbar. Erwartungsgemäß sind die Ergebnisse bei 5 von 5 malignen Hirntumoren stark positiv, wobei im Einzelfall nicht klar ist, ob die Sensibilisierung durch ein tumorassoziiertes basisches Protein oder durch Degeneration zentralnervöser Substanz bedingt ist. In der Gruppe der sog. „Neurologischen Erkrankungen" sind 3 Fälle mit multipler Sklerose, 1 Meningeom, 1 intracranielles Neurinom und eine dysontogenetische Zyste des Hirns ebenfalls stark positiv, während ein Fall einer unklaren cerebellaren Störung zu einem negativen Resultat führte.

Die gemischte Gruppe umfaßt mit negativem Resultat je einen Patienten mit Naevus-Zell-Naevus, mit myxoidem Liposarkom, mit Melanoblastom und zwei Fälle mit Morbus Hodgkin; mit positivem Resultat bis 10% Mobilitätsreduktion zwei Basaliome und ein malignes Teratom sowie mit über 10% reduzierter Mobilität ein Osteosarkom und einen Verdachtsfall auf Pankreaskarzinom, der auch einen erhöhten CEA-Serumspiegel aufwies, jedoch bei zweimaliger Biopsie lediglich Hinweise auf eine postpankreatitische Pseudozyste erbrachte.

Abschließend kann der MEM-Test als eine hochempfindliche Methode zur Erfassung zellvermittelter Immunphänomene eingeschätzt werden. Die relativ hohe Trefferquote bei Krebspatienten von 87,2% bei Einsatz von EF als Antigen wird in ihrer Wertigkeit vor allem durch die Überlappung mit 17,9% positiven Resultaten in der Kontrollgruppe gemindert. Jedoch zeigt sich im Grad des Reaktionsausfalls (in 70% der Falle über 10% Mobilitätsreduktion bei Krebspatienten und nur in 5,1% bei Kontrollpersonen) bereits eine bessere Abgrenzungsmöglichkeit. Mit einiger Sicherheit darf eine Qualifizierung der Differentialdiagnose durch gezielten Einsatz eines Spektrums tumorassoziierter Antigenpräparationen erwartet werden, wodurch der MEM-Test die Bedeutung eines herausragenden Geschwulsterkennungsverfahrens erlangen durfte. Auf Grund der hohen Sensitivität der Methode gelingt offenbar die Erkennung sehr kleiner Geschwülste [9]. Es ist ohne weiteres verständlich, daß zentralnervöse Erkrankungen in hohem Maße mit einer Sensibilisierung gegen EF einhergehen. Deshalb erscheint es zunächst fraglich, ob unter Anwendung des EF im MEM-Test eine Differentialdiagnose zwischen neoplastischen und andersartigen Prozessen des ZNS möglich sein wird.

Zusammenfassung

Die Entwicklung einer immunologischen Tumordiagnostik verfolgt zwei Wege: 1. Direktnachweis tumorassoziierter Antigene (TAA) in Blut oder anderen Körperflüssigkeiten. 2. Nachweis der Immunantwort des Geschwulstträgers gegen TAA. In vorliegender Arbeit werden diagnostische Treffsicherheit und Einsatzmöglichkeiten des CEA-Nachweises mittels Radioimmunpräzipitation im Patientenserum anhand von 108 Fällen sowie der Makrophagenelektrophorese nach FIELD und CASTARY an 131 menschlichen Lymphozytenproben demonstriert. Obwohl beide Testmethoden noch qualifizierbar sind, stellen sie bereits jetzt eine Bereicherung der tumordiagnostischen Möglichkeiten dar. Während dem CEA-Nachweis die Rolle eines klinischen Laboratoriumstests für symptomtragende Menschen zukommt, dürfte die Makrophagenelektrophorese bei Einsatz geeigneter Antigene die Bedeutung eines echten Fruherkennungsverfahrens erlangen.

Summary

The development of an immunological tumour diagnostic follows two ways: 1. Direct detection of tumour-associated antigens (TAA) in blood or other body fluids. 2. Detection of the immune response against TAA in humans with neoplastic diseases. The present paper deals with the diagnostic value of both detecting CEA in 108 human sera by means of radioimmuno-precipitation and looking for lymphocytes sensitized against encephalitogenic factor (EF) in 131 human blood samples by macrophage electrophoretic mobility test (MEM). Whereas the CEA test will be diagnostically helpful in patients with symptoms, the MEM offers the possibility to detect cancers in early stages if suitable TAA will be applied.

Literaturverzeichnis

[1] ABELEV, G. I., I. V. ASSECRITOVA, N. A. KRAEVSKY u. a.: Embryonal serum α-globulin in cancer patients. Diagnostic value. Internat. J. Cancer, **2** (1967) 551—558.

[2] ABELEV, G. I., und D. A. ELGORT: Group-specific antigen of murine leukemic viruses in mice of low-leukemic strains. Internat. J. Cancer, **6** (1970) 145—152.

[3] ANDERSON, N. G., und J. H. COGGIN: Models of differentiation, retrogression and cancer. In: Proceedings of the first conference and workshop of embryonic and fetal antigens in cancer, Oak Ridge, Tennessee, Oak Ridge National Laboratory 24.—26. 5. 1971, 7—37.

[4] BALDWIN, R. W., D. GLAVES und M. V. PIMM: Embryonic and tumor antigens. Lancet II 767 (1971).

[5] BRAWN, R. J.: Possible association of embryonal antigen(s) with several primary 3-methyl-cholanthrene-induced murine sarcomas. Internat. J. Cancer **6** (1970) 245—249.

[6] BURTIN, P., E. MARTIN, M.-C. SABINE und S. v. KLEIST: Immunological study of polyps of the colon. J. Nat. Cancer Inst. **48** (1972) 25—33.

[7] CASPARY, E. A., und E. J. FIELD: Specific lymphocyte sensitization in cancer: Is there a common antigen in human malignant neoplasia? Brit. Med. J. **2** (1971) 613—617.

[8] CROWLE, A. J.: A simplified micro-double-diffusion agar precipitation technique. J. Lab. Clin. Med. **52** (1958) 784—787.

[9] Field, E. J., und E. A. Caspary: Lymphocyte sensitization: An in-vitro test for cancer? Lancet II (1970) 1137–1341.

[10] Field, E. J., E. A. Caspary und K. S. Smith: Macrophage electrophoretic mobility (MEM) in cancer: A critical evaluation. Brit. J. Cancer 28 (1973) 208–214. Suppl. I.

[11] Gold, P., und S. O. Freedman: Specific carcinoembryonic antigens of the human digestive system. J. exper. Med. 122 (1965) 467–481.

[12] Harshman, S.: Feto-tumour serum antigens. Serologic studies with the Walker 256 tumour-rat model. J. Nat. Cancer Inst. 47 (1971) 871–880.

[13] Hughes, D., und E. A. Caspary: Lymphocyte transformation in vitro measured by tritiated thymidine uptake. Int. Archs. Allergy 37 (1970) 506–531.

[14] Kleist, S. v., G. Chavanel und P. Burtin: Identification of an antigen from normal human tissue that cross-reacts with the carcinoembryonic antigen. Proc. Nat. Acad. Sci. USA 69 (1972) 2492–2494.

[15] Kupchik, H. Z., und N. Zamcheck: Carcinoembryonic antigen(s) in liver disease. II. Isolation from human cirrhotic liver, serum and from normal liver.

[16] LoGerfo, P., J. Krupey und H. Hansen: Demonstration of an antigen common to several varieties of neoplasia. New Engl. J. Med. 285 (1971) 138–141.

[17] Mach, J.-P., und G. Pusztaszeri: Carcinoembryonic antigen (CEA): Demonstration of a partial identity between CEA and a normal glycoprotein. Immunochemistry 9 (1972) 1031–1034.

[18] Martin, F., und M. S. Martin: Radioimmunoassay of carcinoembryonic antigen in extracts of human colon and stomach. Internat. J. Cancer 9 (1972) 641–647.

[19] Meyer-Rienecker, H., H. L. Jenssen, H. Köhler und J. K. Günther: Makrophagen-Elektrophorese-Mobilitätstest (MEM) bei malignen Neoplasmen des Zentralnervensystems. Dtsch. Ges.wesen 29 (1974) 844–848.

[20] Moore, T. L., H. Z. Kupchik und N. Zamchek: Carcinoembryonic antigen assay in cancer of the colon and pancreas and other digestive tract disorders Amer. J. dig. Dis. 16 (1971) 1–7.

[21] Müller, M.: Antigene in chemisch oder physikalisch induzierten Tumoren. In: Transplantations- u. Tumorimmunologie. Edit. G. Pasternak u. U. Schneeweiß. VEB Gustav-Fischer-Verlag, Jena, 1973, S. 201–219.

[22] Müller, M., und J. Irmscher: Makrophagenelektrophorese nach Caspary und Field — eine Möglichkeit der Tumorfrühdiagnose. Symposium über den Brustkrebs. Akademie-Verlag Berlin 1973, S. 43–44.

[23] Pasternak, G.: Tumorviren und spezifische Antigene virusinduzierter Tumoren. In: Transplantations- und Tumorimmunologie. Edit. G. Pasternak und U. Schneeweiß. VEB Gustav-Fischer-Verlag, Jena, 1973, S. 221–256.

[24] Pritchard, J. A. V., W. H. Sutherland, J. L. Moore und C. A. F. Joslin: Macrophage-electrophoretic-mobility (MEM) test for malignant disease. Lancet II (1972) 627–629.

[25] Rule, A. H., S. Straus, J. Vandevoorde und H. J. Janowitz: Tumorassociated antigen and inflammatory bowel disease. New Engl. J. Med. 287 (1972) 24–26.

[26] Tatarinov, Y. S.: Presence of embryospecific α-globulin in the serum of patients with primary hepatocellular carcinoma. Wopr. med. Chim. 10 (1964) 90–91.

[27] Thomson, M. P., J. Krupey, S. O. Freedman und P. Gold: The radioimmunoassay of circulating carcinoembryonic antigen of the human digestive system. Proc. Nat. Acad. Sci. USA 64 (1969) 161–167.

Nach einem Vortrag auf der RGW-Arbeitstagung zum Thema „Frühdiagnostik menschlicher Tumoren“ vom 24.—28. Marz 1974, Berlin-Buch.

Klinische Bedeutung des Alpha$_1$-Fetoproteinnachweises für die Tumordiagnostik — gegenwärtiger Stand und Entwicklungstendenzen in der DDR

B. Klausch[1]), W. Straube[1]), R. Hofmann[1]), P. Linneke[2]), W. Rudolf[3]) und H. Richter[3])

Fur die Tumordiagnostik haben in den letzten Jahren immunologische Diagnoseverfahren an Bedeutung gewonnen. Neben der Untersuchung der spezifischen zellulären Reaktivität auf Tumorzellbestandteile [24, 30, 31, 32, 39, 51, 52, 53, 80, 93] ergeben sich aus dem Nachweis zirkulierender Tumorantigene im Blut des Tumorträgers die erfolgversprechendsten Wege [14, 22, 37, 56, 60, 61, 62, 65, 107].

Besondere Bedeutung haben in diesem Zusammenhang die sogenannten tumorassoziierten karzinoembryonalen oder karzinofetalen Antigene gefunden. Diese Proteine werden während der intrauterinen Entwicklung in Leber, Magen oder Kolonschleimhaut sowie in anderen Organen des Fetus gebildet. In den letzten Monaten der Entwicklung, vor allem jedoch nach der Geburt, nimmt die Synthese dieser Proteine in steigendem Maße ab, so daß sie wenige Wochen nach der Geburt in Organextrakten oder im Serum kaum noch oder nicht mehr nachgewiesen werden können. Die Neosynthese dieser embryonalen Antigene in bestimmten malignen Tumoren sowie die Ausschwemmung aus dem Tumorgewebe in das Serum kann zum serologischen Nachweis dieser Tumoren dienen.

Die Tabelle 1 gibt einen Überblick über die wichtigsten bisher bekannten tumorassoziierten Antigene, deren Nachweis zur Tumordiagnostik genutzt wird bzw. an deren Nutzung gearbeitet wird. Daruber hinaus zeigt das Schema die zur Zeit bedeutendsten Teste im Rahmen der immunologischen Tumordiagnostik. Darunter befinden sich einerseits Nachweisverfahren, die als universelle Krebsteste einzugruppieren sind und andererseits Teste zur Diagnostik spezieller Malignome.

Bisher sind über 10 tumorassoziierte karzinoembryonale Antigene beim Menschen beschrieben worden [62], wobei unsere Kenntnis über die einzelnen und ihre Bedeutung im Rahmen der immunologischen Tumordiagnostik unterschiedlich groß ist. Von allen ist bisher die Bedeutung des alpha$_1$-Fetoproteins (AFP) für die Diagnostik des primären Leberzellkarzinoms und malignen Teratoblatoms am besten untersucht (Übersichten bei [2, 41, 60, 64, 68, 77]). Sein Serumnach-

[1]) Frauenklinik des Bereiches Medizin der Wilhelm-Pieck-Universitat Rostock.

[2]) Institut fur klinische Chemie und Laboratoriumsdiagnostik am Bezirkskrankenhaus Schwerin.

[3]) Institut für Impfstoffe Dessau.

Tabelle 1. Immundiagnostische Möglichkeiten bei Krebs

I. Universelle Krebsteste

1. Makrophagen-Elektrophorese-Mobilitäts(MEM)-Test [31, 53]
2. Nachweis des T-Globulins [112, 113], quantitativer Nachweis des Proteins der „pregnancy zone" [111]
3. Nachweis der karzinoplazentaren alkalischen Phosphatase (Regan-Isoenzym) [34, 35]
4. Alpha-2-H-Protein [21, 98]

II. Spezifische Krebsteste durch Nachweis tumorassoziierter Antigene

1. $Alpha_1$-Fetoprotein (AFP) –
   primäres Leberzellkarzinom [114]
   malignes Teratoblastom [3, 76]
2. Carcinoembryonales Antigen (CEA) –
   Adenokarzinome des Verdauungstraktes [38, 46, 61]
3. Fetales Sulfoglykoprotein (FSA) –
   Magenkarzinom [43, 44]
4. Humanes Choriongonadotropin (HCG) –
   Trophoblasttumoren [14]
5. Humanes Plazentalaktogen (HPL) –
   Trophoblasttumoren [14]
6. Schwangerschaftsspezifisches $beta_1$-Glykoprotein-
   Trophoblasttumoren [115, 116]

weis mittels immunologischer Techniken hat sich klinisch als signifikanter Test bei diesen Erkrankungen erwiesen. Obwohl das primäre Leberzellkarzinom in Mitteleuropa zu den seltenen malignen Tumoren gehört, ist der AFP-Nachweis auf Grund seiner hohen Treffsicherheit von großer klinischer Bedeutung im Rahmen der Diagnosestellung des schwer diagnostizierbaren primären Leberzellkarzinoms.

Das AFP wird normalerweise nur von fetalen menschlichen oder tierischen Leberzellen gebildet und in das Blut abgegeben. Seine Serumkonzentration erreicht beim Menschen in der 12. bis 14. Fetalwoche mit 3 bis 4 mg/ml ihr Maximum und fällt dann bis zur Geburt kontinuierlich ab [104]. Innerhalb von 2 bis 4 Wochen post partum sinkt die Serumkonzentration des AFP beim Neugeborenen unter die Nachweisgrenze präzipitierender immunologischer Nachweismethoden.

Nach Beendigung des ersten Lebensjahres erfolgt eine Neosynthese dieses Proteins in Konzentrationen, die mit Präzipitationstechniken erfaßt werden, gewöhnlich nur beim primären Leberzellkarzinom und beim malignen Teratoblastom. Trotz zahlreicher immunfluoreszenzmikroskopischer Untersuchungen ist eine genaue intrazelluläre Lokalisation der Produktionsstätte des AFP und der Zelltyp, der fur die Tumorantigenneosynthese verantwortlich ist, nicht sicher bekannt [64]. Gesichert ist aber, daß die Tumorantigenausschwemmung bei hoher Umsatzrate mit relativ niedriger Konzentration im Tumorgewebe zu hohen Serumkonzentrationen führt [68].

Die Ursache der Neosynthese von AFP in bestimmten malignen Tumoren ist bisher ungeklärt. Folgende Hypothesen werden diskutiert [60, 64, 65]:
Primäre Leberzellkarzinome und andere AFP-produzierende Tumoren besitzen die genetische Information durch Persistenz von Hepatoblasten beim primären Leberzellkarzinom bzw. Dottersackentoderm-ähnlicher Zellen beim malignen Teratoblastom [2, 3], durch Rückbildung von Hepatozyten [119], durch Verbleiben von noch undifferenzierten Stammzellen [91] oder durch Synthesehemmung eines als Repressor wirkenden Proteins mit De-Repression eines zuvor reprimierten Genoms, das die AFP-Synthese steuert [40].
Zum immunologischen Nachweis des AFP in Serum, Aszites oder anderem biologischen Material ist das Vorhandensein eines monospezifischen Antiserums unerläßlich. Zur Immunisierung von Tieren kann fetales menschliches Serum,

1 ml
Anti – Alpha 1
Fetoprotein - Serum
„Dessau"
v. der Ziege
Charg. - Nr. 01 08 74
Herg. am 2.8.74

---

1 ml
Alpha 1 - Fetoprotein
Kontrollantigen
„Dessau"
Charg. -Nr. 01 08 74
Herg. am 2.8.74

Abb. 1. Aufdruck des AFP-Testbestecks „Dessau"

fetaler Leberextrakt, Serum sowie Tumorextrakt von Patienten mit primärem Leberzellkarzinom oder AFP-angereicherte Fraktionen aus den genannten Medien verwendet werden [9, 42, 63, 66, 69, 82, 86, 99]. Die auf diese Weise gewonnenen polyspezifischen Hyperimmunseren werden durch Absorption mit Erwachsenenserum und/oder Leberfraktionen sekundär monospezifisch gemacht. Da sekundär monospezifische Antiseren gelegentlich zusätzliche Linien ergeben, ist immer ein Identitätsnachweis der Präzipitationslinien mit einem AFP-positiven Referenzserum notwendig. Um Fehlinterpretationen zu vermeiden, ist es darüber hinaus empfehlenswert, jedes Patientenserum mit mehreren verschiedenen Antiseren zu testen [41]. Die Herstellung eines primär monospezifischen Antiserums wurde durch Isolierung des Proteins [5, 8, 23, 60, 63, 69, 82, 90, 99, 109, 110] und Immunisierung mit dem Reinantigen möglich [12, 66, 69, 85].
Zum immunologischen AFP-Nachweis mittels präzipitierender Nachweismethoden wurde in kooperativer Gemeinschaftsarbeit vom Institut für Impfstoffe Dessau ein kommerzielles AFP-Testbesteck für die DDR entwickelt, das aus Antiserum und Kontrollantigen besteht (Abb. 1). Dazu wurde aus Interruptiomaterial von

8 bis 12 Wochen alten Schwangerschaften in mehreren Reinigungsschritten eine AFP-Präparation hergestellt, die zur Immunisierung von Ziegen zwecks Gewinnung eines monospezifischen Anti-alpha$_1$-Fetoprotein-Serums „Dessau" verwandt wurde. Alpha$_1$-Fetoprotein Kontrollantigen „Dessau" wurde aus Nabelschnurserum von gesunden reifen Neugeborenen gewonnen. Sein AFP-Gehalt beträgt 100,0 µg/ml. Das Testbesteck wurde mit AFP-Antiseren und AFP-Kontrollantigenen verschiedener Provenienz verglichen (Abb. 2).

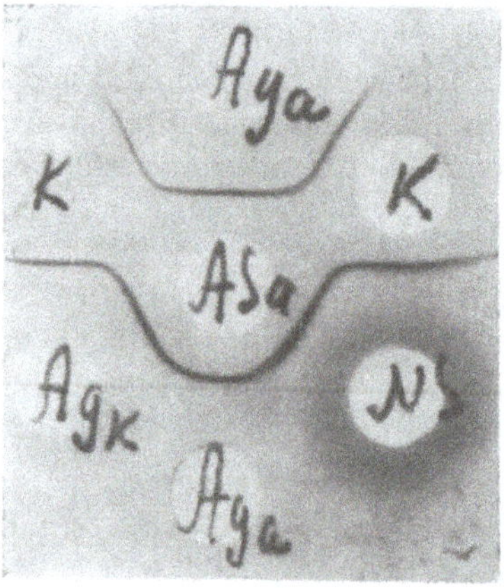

Abb. 2. Immunodiffusion. Antigene: AFP-Kontrollantigen des Gamaleya-Instituts (Aga), Serum eines Patienten mit primärem Leberzellkarzinoms (Ag_K), Nabelschnurserumpool (AFP-Kontrollantigen „Dessau") (NS). Antiseren: AFP-Antiserum vom Kaninchen des Gamaleya-Institut (AS_a), Anti-AFP „Dessau" vom Kaninchen (K). In einem analogen Ansatz wurde Anti-AFP-Serum „Dessau" von der Ziege mit dem gleichen Ergebnis eingesetzt

Der qualitative serologische AFP-Nachweis im Rahmen der Krebsfährtensuche für AFP-produzierende Tumoren erfolgte bisher zumeist durch Präzipitationstechniken. Die am haufigsten verwendete Technik ist die Mikroausfuhrung der Doppeldiffusion (Abb. 3). Bis auf wenige Ausnahmen sind alle bisher vorliegenden klinischen Untersuchungen über das AFP mit der Immunodiffusion nach Ouchterlony erarbeitet worden.

Sehr gute Erfahrungen haben wir mit der Überwanderungselektrophorese in der Modifikation nach KOHN [54, 55] gemacht, mit der eine Steigerung der Empfindlichkeit um das 2,5- bis 3fache gegenüber dem Diffusionstest möglich ist [64, 67, 86]. Durch die Färbung mit Nigrosin [55] oder durch Verwendung von fluoreszenzmarkierten Antikörpern [86] kann die Empfindlichkeit der Methode noch etwas gesteigert werden.

Nach den auf Abbildung 4 dargestellten Auftragsmustern kann die Überwanderungselektrophorese im Agargel oder auf Zelluloseazetatfolie ohne großen methodischen oder zeitlichen Aufwand mit der in den immunologischen Laboratorien

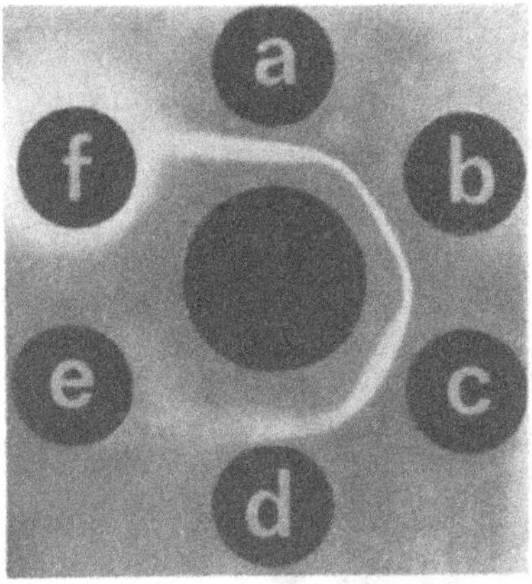

Abb. 3. Immunodiffusion. Antigene: Serum eines Patienten mit primärem Leberzellkarzinom (a), Nabelschnurserum in den Verdünnungsstufen 1 : 1 bis 1 : 8 (b bis e), Serum eines gesunden Probanden (f). Alpha$_1$-Fetoprotein-Antiserum (zentrales Reservoir)

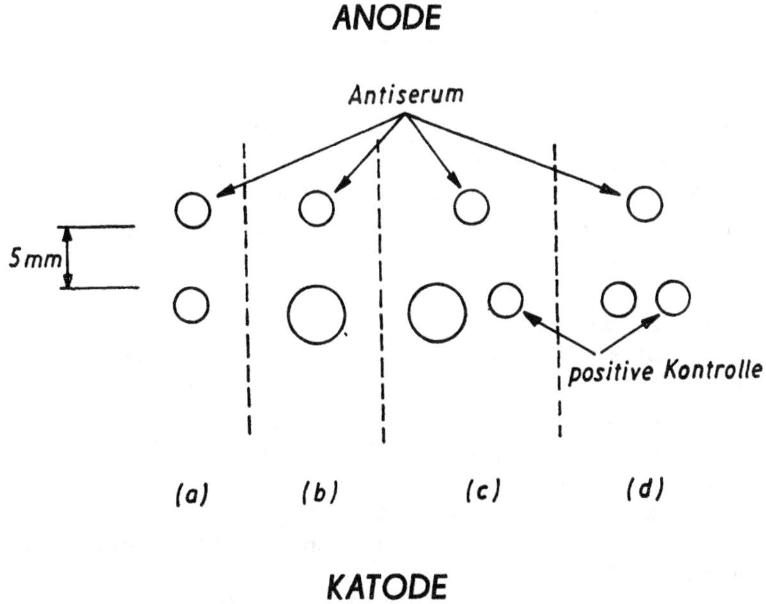

Abb. 4. Auftragungsmuster zur Überwanderungselektrophorese (nach Kohn (55)). Durchmesser der Behalter fur Antiserum und positive Kontrolle 3 mm, für Antigene 3 oder 6 mm. In den Anordnungen (c) und (d) sind die Antigenbehalter 1 bis 1,5 mm voneinander entfernt ausgerichtet

allgemein vorhandenen apparativen Elektrophoreseausrüstung durchgeführt werden [72, 123]. Wir bevorzugen bei der Kohn'schen Modifikation der Überwanderungselektrophorese die Anordnung mit den beiden Antigenbehältern, weil dadurch wie beim Diffusionstest die Möglichkeit gegeben ist, die Identität der Antigen-Antikörper-Präzipitate durch ein bekanntes Referenzsystem zu überprüfen (Abb. 5).

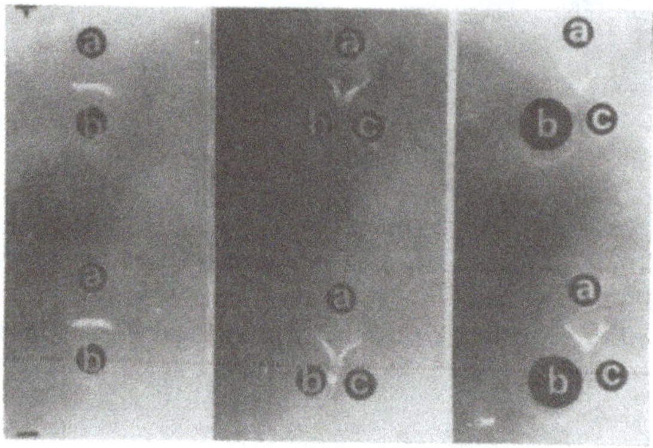

Abb. 5. Überwanderungselektrophorese mit verschiedenen Auftragungsmustern. Antigene: Serum eines Patienten mit primärem Leberzellkarzinom (b), Nabelschnurserum (c), Alpha$_1$-Fetoprotein-Antiserum (a)

Obwohl die Angaben über die Häufigkeit des AFP-Nachweises in der Literatur erheblich differieren (Übersicht bei [60, 64]), läßt sich mit der Mikro-Ouchterlony-Technik im Serum von etwa 50 bis 70% aller Patienten mit primärem Leberzellkarzinom AFP nachweisen. Infolge der größeren Empfindlichkeit gegenüber dem Diffusionstest lassen sich bei Verwendung der Überwanderungselektrophorese die AFP-Nachweise im Serum von primären Leberzellkarzinomen auf 80% steigern [64]. Bei Verwendung des Diffusionstests liegen die „falsch"-positiven AFP-Nachweise im Erwachsenenalter bei anderen Karzinomen, vor allem Karzinome mit Lebermetastasen, unter 1%, bei benignen Lebererkrankungen unter 0,5%, in der Schwangerschaft bei 1 bis 2%. Bei der Überwanderungselektrophorese kommen „falsch"-positive AFP-Nachweise in 3% der Fälle vor [64].

Der Prozentsatz AFP-positiver Resultate ist entscheidend von der Empfindlichkeit der angewandten Nachweistechnik abhängig. In den letzten Jahren sind neben den Präzipitationstechniken hochempfindliche AFP-Nachweismethoden entwickelt worden (Tab. 2).

Durch die Anwendung der hochempfindlichen AFP-Nachweismethoden ist in den letzten Jahren klar geworden, daß das Vorkommen von AFP bei bestimmten malignen Tumoren im Serum kein qualitatives, sondern ein quantitatives Problem ist. Mit dem Radioimmunoassay kann in jedem Serum eines Gesunden eine AFP-Konzentration von etwa 10 ng/ml nachgewiesen werden [25, 100]. Vorüber-

Tabelle 2. Empfindlichkeit verschiedener Methoden des alpha$_1$-Fetoprotein-Nachweises

	Empfindlichkeit AFP/ml	Autoren
Doppelte radiale Immunodiffusion	1 bis 10 μg	[64, 123]
Einfache radiale Immunodiffusion	1 bis 50 μg	[64]
Autoradiographie	54 ng	[106]
Überwanderungselektrophorese	3,6 bis 10 μg	[9, 55, 67]
Elektroimmunodiffusion	350 ng bis 1 μg	[48, 67, 109, 123]
Autoradiographie	20 ng	[88]
Latex-Agglutination	1,4 μg	[67, 111]
Autoradiographie	15 bis 30 ng	[2, 12, 70]
Passive Hämagglutination	30 ng	[4, 12, 67, 70]
Enzymbindender Immunoassay	1 bis 50 ng	[12, 16]
Radioimmunoassay	2,5 bis 0,25 ng	[25, 47, 50, 84, 95, 101]

gehende und leichte AFP-Konzentrationserhöhungen fanden sich außerhalb einer Schwangerschaft bei nichtmalignen Lebererkrankungen (Übersicht bei [60]). Leichte, aber anhaltende AFP-Anstiege im Serum wurden auch bei anderen malignen Tumoren (außer Leberzellkarzinom und Teratoblastom) beobachtet. Es handelte sich dabei um Magen-, Bronchial-, Kolon- und Pankreaskarzinome, vornehmlich mit ausgedehnter Lebermetastasierung. In seltenen Fällen steigt die AFP-Serumkonzentration bei diesen Erkrankungen auch so hoch an, daß die Empfindlichkeit präzipitierender immunologischer Nachweismethoden erreicht wird (Übersicht bei [60]). Anhaltend hohe AFP-Serumkonzentrationen oberhalb der Empfindlichkeit präzipitierender immunologischer Nachweismethoden werden im Erwachsenenalter außerhalb einer Schwangerschaft fast ausnahmslos bei primären Leberzellkarzinomen und malignen Teratoblastomen beobachtet.

Durch die relativ niedrige Empfindlichkeit der Präzipitationstechniken wird einerseits eine hohe Spezifität für primäre Leberzellkarzinome und maligne Teratoblastome garantiert, andererseits werden dadurch nicht alle Erkrankungen erfaßt. Ein negatives Ergebnis mit den Präzipitationstechniken schließt somit ein primäres Leberzellkarzinom nicht mit Sicherheit aus. Trotzdem ist der AFP-Nachweis im Serum mittels präzipitierender immunologischer Methoden sowohl zur Diagnostik des schwierig zu diagnostizierenden primären Leberzellkarzinoms und malignen Teratoblastoms als auch zur groben postoperativen Kontrolle des Therapieerfolges nach Entfernung AFP-produzierender Tumoren sowie zur Diagnostik von Rezidiven geeignet [11, 17, 18, 48, 64, 67, 75, 78, 120].

Außer der Bedeutung der Empfindlichkeit der angewandten Nachweismethode

und der Qualität des Antiserums für die differierenden Angaben über AFP-Positivität beim primären Leberzellkarzinom werden neben Alters- und Geschlechtsunterschieden auch epidemiologische bzw. ätiologische sowie regionale und genetische Faktoren diskutiert (Übersicht bei [64]).
Die AFP-Konzentration im Serum von Patienten mit primärem Leberzellkarzinom streut über einen weiten Konzentrationsbereich und entspricht einer unterschiedlichen AFP-Konzentration im Tumorgewebe. Es existiert weder eine strenge Korrelation zwischen histopathologischer Differenzierung und AFP-Produktion noch zwischen dieser und der klinischen Malignität primärer Leberzellkarzinome. Im Einzelfall kann von der AFP-Konzentration im Serum nicht auf die Tumorgröße geschlossen werden. Es besteht jedoch eine positive Korrelation zwischen dem Gesamtgehalt von AFP im Tumorgewebe auf der einen und der AFP-Konzentration im Serum auf der anderen Seite. In einem Kollektiv primärer Leberzellkarzinome wächst dadurch bei zunehmender Tumorgröße auch die Häufigkeit des positiven AFP-Nachweises mit den relativ unempfindlichen Techniken. Durch Extrapolation wurde errechnet, daß ein primäres Leberzellkarzinom zwischen 8 und 335 g oder mehr an Gewicht erreichen muß, ehe es mittels Diffusionstest im Serum nachgewiesen werden kann [4, 67, 70]. Aber auch bei radioimmunologischer AFP-Bestimmung fanden sich gelegentlich primäre Leberzellkarzinome ohne begleitende AFP-Erhöhung im Serum [101].
Da mit den hochempfindlichen AFP-Nachweismethoden auch bei benignen Lebererkrankungen sowie bei anderen Karzinomen mit und ohne Lebermetastasen AFP-Anstiege nachgewiesen werden können, ist nur der langsame und kontinuierliche Anstieg des AFP-Titers über einen längeren Zeitraum für ein beginnendes primäres Leberzellkarzinom typisch [64]. Zur Verlaufkontrolle und zur exakten Überwachung chemotherapeutischer oder operativer Maßnahmen bei AFP-produzierenden Tumoren kann bei Serumkonzentrationen über 1 μg AFP/ml die quantitative Bestimmung mittels einfacher radialer Immunodiffusion oder Elektroimmunodiffusion erfolgen [64, 67]. Im Verlauf der Erkrankung kommt es meist zu einem langsam progredienten AFP-Anstieg im Serum und in anderen biologischen Flussigkeiten wie Aszites und Pleuraexsudat, der häufig von einem bisher ungeklärten präterminalen Abfall der AFP-Serumkonzentration gefolgt ist [67]. Nach erfolgreicher Operation AFP-produzierender Tumoren verschwindet AFP innerhalb weniger Tage aus dem Serum. Eine Persistenz von AFP im Serum nach der Exstirpation eines AFP-produzierenden Tumors spricht für Metastasierung oder unvollständige Entfernung des Tumors, ein Wiederauftreten von AFP im Serum fur ein Rezidiv [11, 17, 18, 28, 48, 58, 78, 96, 97, 110, 120]. Nach partieller Hepatektomie wegen Leber-Echinococcus-Befall kommt es postoperativ zu einem beträchtlichen AFP-Anstieg, der sich in den folgenden Tagen und Wochen wieder normalisiert [59].
Bei Teratoblastomen der Testes, der Ovarien und anderer Lokalisation [1, 3, 10, 13, 18, 28, 29, 33, 45, 71, 73, 74, 75, 76, 79, 81, 105, 107] sowie bei Dottersack-Tumoren (endodermale Sinustumoren) [15, 118, 122] konnte mit der Empfindlichkeit des Diffusionstestes bei Erwachsenen in 15 bis 20% und im Kindesalter

in 70 bis 80% der Fälle ein positiver AFP-Nachweis erbracht werden. Seminome, Dysgerminome und andere embryonale Tumoren wie Neuro- und Nephroblastome, Wilms-Tumoren und embryonale Sarkome sowie teratogene Chorionepitheliome gehen nur in Ausnahmen [4, 20] mit einer AFP-Konzentrationserhöhung im Serum einher. Trotzdem sollte bei Tumoren im Kindesalter insbesondere bei gynäkologischen Tumoren des Kindesalters nie auf eine AFP-Bestimmung verzichtet werden [57]. Auch Hepatoblastome, die vor allem im Kindesalter auftreten, produzieren meist AFP [10, 19, 36, 45, 92].
Bei Trophoblasterkrankungen (Blasenmole, Chorionkarzinom) ist der in der normalen Schwangerschaft auf Grund der fetalen AFP-Synthese und des diaplazentaren Transfers vorhandene aber bei diesen Erkrankungen fehlende AFP-Anstieg differentialdiagnostisch gegenüber einer Fruhschwangerschaft mit vorhandenem Fetus und AFP-Anstieg bedeutsam [49, 103].
Gegenwärtig besteht in der DDR eine Diskrepanz zwischen den objektiven Möglichkeiten des Einsatzes des AFP-Nachweises im Rahmen der immunologischen Tumordiagnostik und der Realität. Es erscheint angeraten, daß die qualitativen und quantitativen präzipitierenden AFP-Nachweismethoden als Routinemethoden bei der Diagnostik und Verlaufskontrolle des primären Leberzellkarzinoms und des malignen Teratoblastoms in den immunologischen Laboratorien der DDR eingeführt werden.
Bei kritischer Einschätzung der gegenwärtigen Bedeutung des AFP-Nachweises im Rahmen der immunologischen Tumordiagnostik muß aber festgestellt werden, daß die klinische Relevanz weniger in der Fruherfassung [102] als vielmehr in der Kontrolle des Therapieerfolges AFP-produzierender Tumoren liegt [60].
Es bleibt zu hoffen, daß die Überwachung der Leberzirrhotiker mit hochempfindlichen AFP-Nachweismethoden in entsprechenden Zentren in der Zukunft eine frühzeitige Erfassung beginnender Leberzellkarzinome ermöglicht [64], so daß die Chance einer erfolgreichen Behandlung gegeben ist.

Literaturverzeichnis

[1] Abelev, G. I.: Cander Res. 28 (1968) 1344.

[2] Abelev, G. I.: Advances Cancer Res. 14 (1971) 295.

[3] Abelev, G. I., I. V. Assecritova, N. A. Kraevsky, S. D. Perova und N. I. Perevodchikova: Internat. J. Cancer 2 (1967) 551.

[4] Abelev, G. I., V. S. Tsvetkov, T. I. Biryolina, D. A. Elgort u. a.: Bjull. eksper. Biol. i Med. 1971, No. 4, 75.

[5] Adinolfi, A., M. Adinolfi und S. Cohen: Biochim. et biophys. Acta 251 (1971) 197.

[6] Alpert, E., und R. L. Coston: Clin. Chem. 19 (1973) 1069.

[7] Alpert, E., R. Coston und J. Perrotto: Lancet 1974/I, 626; Lancet 1975/I, 807.

[8] Alpert, E., J. W. Drysdale, K. J. Isselbacher und P. H. Schur: J. biol. Chem. 247 (1972) 3792.

[9] Alpert, E., R. Hersburg, P. H. Schur und K. J. Isselbacher: Gastroenterology 61 (1971) 137.

[10] Alpert, M. E., und R. A. Seeler: J. Pediat. 77 (1970) 1058.

[11] ALPERT, E., T. STARZL, P. SCHUR und K. J. ISSELBACHER: Gastroenterology 61 (1971) 144.
[12] ARNON, R., E. TEICHER, M. BUSTIN und M. SELA: Febs Letters 32 (1973) 335.
[13] ASSERCRITOVA, I. V., G. I. ABELEV, N. A. KRAEVSKY, S. D. PEROVA und N. I. PEREVODCHIKOVA: Vestnik Akad. med. Nauk USSR, 22 (1967) 75.
[14] BAGSHAWE, K. D.: Brit. med. Bull. 30 (1974) 68.
[15] BALLAS, M.: Amer. J. clin. Pathol. 57 (1972) 511.
[16] BELANGER, L., C. SYLVESTRE und D. DUFOUR: Clin. chim. Acta 48 (1973) 15.
[17] BORDE, J., P. MITROFANOFF, M. GROSLEY und M. BOURG: Ann. Gastroenterol. et Hépatol. 7 (1971) 589.
[18] BOURGEAUX, CL., F. MARTIN, F. CABANNE, P. AUPECLE und J. GUERRIN: Presse méd. 79 (1971) 1589.
[19] BRAUNSTEIN, G. D., W. E. BRIDSON, A. GLASS, E. W. HULL und K. R. MCINTIRE: J. clin. Endocr. 35 (1972) 857.
[20] BUFFE, D.: GANN, Monogr. on Cancer Res. 14 (1973) 117.
[21] BUFFE, D., C. RIMBAUT und P. BURTIN: Internat. J. Cancer 3 (1968) 850.
[22] BURTIN, P., D. BUFFE und S. v. KLEIST: Triangle 11 (1972) 123.
[23] CARON, M., F. FABIA, A. FAURE und P. CORNILLOT: J. Chromatogr. 87 (1973) 239.
[24] CASPARY, E. A., und E. J. FIELD: Brit. med. J. 1971/2, 613.
[25] CHAYVIALLE, J. A., und P. C. GANGULI: Lancet 1973/I, 1355.
[26] ELGORT, D. A., und G. I. ABELEV: Bjull. eksper. Biol. i Med. 1971, No. 2, 118.
[27] ELGORT, D. A., G. I. ABELEV und G. T. O'CONOR: Internat. J. Cancer, 10 (1972) 331.
[28] ELGORT, D. A., G. I. ABELEV, D. M. LEVINA, E. V. MANENBACH u. a.: Internat. J. Cancer, 11 (1973) 586.
[29] ESTERHAY, R. J., H. M. SHAPIRO, J. C. SUTHERLAND, K. R. MCINTIRE und P. H. WIERNIK: Cancer, 31 (1973) 835.
[30] FIELD, E. J.: Immunological techniques for detection of Cancer. The Folksam Symposium, Bonniers, Stockholm, Schweden 1973.
[31] FIELD, E. J., und E. A. CASPARY: Lancet 1970/II, 1337.
[32] FIELD, E. J., und E. A. CASPARY: Lancet 1971/II, 877.
[33] FINKLESTEIN, J. Z., G. R. HIGGINS, J. FAUST und M. KARON: Cancer 30 (1972) 80.
[34] FISHMAN, W. H.: Amer. J. Med. 56 (1974) 617.
[35] FISHMAN, W. H., N. R. INGLIS, S. GREEN, C. L. ANSTISS u. a.: Nature. New Biol. 219 (1968) 697.
[36] FRAUMENI, J. F., P. J. ROSEN, E. W. HULL, R. F. BARTH u. a.: Cancer 27 (1969) 1086.
[37] GOLD, P.: Bull. Cancer 9 (1971) 4, 1.
[38] GOLD, P., und S. O. FREEDMAN: J. exper. Med., 122 (1965) 467.
[39] GOLDSTONE, A. H., L. KERR und W. J. IRVINE: Clin. & exper. Immunol. 14 (1973) 469.
[40] GRABAR, P.: Curr, Top. Microbiol. & Immunol. 44 (1968) 86.
[41] GASSNER, M., und P. J. GROB: Schweiz. med. Wochenschr. 102 (1972) 465.
[42] GUSEV, A. J., und A. K. YAZOVA: Bjull. eksper. Biol. i Med. 1970, No. 4, 120.
[43] HÄKKINEN, J.: Scand. J. Gastroenterol. 1, (1966) 28.
[44] HÄKKINEN, J.: Transplantation 20 (1974) 61.
[45] HASEGAWA, H., T. MUKOJIMA, N. HAHORI, R. SANO und T. HIROTA: GANN, Monogr. on Cancer Res. 14 (1973) 129.
[46] HEIDL, G., H. GROSSMANN und M. MÜLLER: Dt. Gesundh.-Wesen 28 (1973) 875.
[47] HIRAI, H., S. NISHI und H. WATABE: J. nucl. Med. 13 (1973) 783.
[48] HIRSCH-MARIE, H., und C. HUGUET: Arch. franç. Mal. Appar. dig. 61 (1972) 463.
[49] ISHIGURO, T.: Amer. J. Obstet. & Gynecol. 121 (1975) 539.

[50] Ishii, M.: GANN, Monogr. on Cancer Res. **14** (1973) 89.
[51] Irmscher, J., M. Müller, R. Fischer, G. Otto und M. Strietzel: Dt. Gesundh.-Wesen **30** (1975) 687.
[52] Klausch, B., R. Hofmann, W. Straube, H.-L. Jenssen, H. Kohler und J. Günther: In: A. Centaro, N. Carretti und G. M. Addison, Immunology in obstetrics and gynoecology Proc. 1st Int. Congr. Immunol. in Obst. and Gynaec., Padova 1973, Excerpta Medica, Amsterdam, 1974, p. 305.
[53] Klausch, B., W. Straube, R. Hofmann, H. H. Buttner, H.-L. Jenssen, H. Köhler und J. Günther: Zbl. Gynäkol. **97** (1975) 529.
[54] Kohn, J.: J. clin. Pathol. **23** (1970) 733.
[55] Kohn, J.: Ärztl. Labor. **18** (1972) 307.
[56] Koldowsky, P.: Springer-Verlag, Berlin—Heidelberg—New York, Berlin 1974.
[57] Kreibich, H.: Zbl. Gynäkol. **96** (1974) 1460.
[58] Kuroyanagi, Y.: GANN, Monogr. on Cancer Res. **14** (1973) 107.
[59] Lamerz, R., J. Grunst, A. Fateh-Moghadam, U. Schmalhorst, H. Pichlmaier und J. Eisenburg: Klin. Wochenschr. **53** (1975) 129.
[60] Lamerz, R., und A. Fateh-Moghadam: Klin. Wochenschr. **53** (1975) 147.
[61] Lamerz, R., und A. Fateh-Moghadam: Klin. Wochenschr. **53** (1975) 193.
[62] Lamerz, R., und A. Fateh-Moghadam: Klin. Wochenschr. **53** (1975) 403.
[63] Lehmann, F.-G.: Klin. Wochenschr. **49** (1971) 609.
[64] Lehmann, F.-G.: Internist. **13** (1972) 332.
[65] Lehmann, F.-G.: Dt. med. Wochenschr. **99** (1974) 410.
[66] Lehmann, F.-G., und D. Lehmann: Z. klin. Chemie u. klin. Biochemie **9** (1971) 309.
[67] Lehmann, F.-G., und D. Lehmann: Z. klin. Chemie u. klin. Biochemie **11** (1973) 939.
[68] Lehmann, F.-G., und D. Lehmann: Klin. Wochenschr. **52** (1974) 222.
[69] Lehmann, F.-G., D. Lehmann und G. A. Martini: Clin. chim. Acta **33** (1971) 197.
[70] Lehmann, F.-G., D. Lehmann und G. A. Martini: Klin. Wochenschr. **52** (1974) 216.
[71] Linder, E., und O. Widholm: Scand. J. clin. & Labor. Invest. **101** (1968) 38.
[72] Linneke, P., D.-E. Ziems, B. Klausch, W. Straube und R. Hofmann: Dt. Gesundh.-Wesen **28** (1973) 1230.
[73] Mawas, C., D. Buffe, J. Lemerle und P. Burtin: Arch. franc. Pédiat. **26** (1969) 779.
[74] Mawas, C., D. Buffe, O. Schweisguth und P. Burtin: Europ. J. clin. Res. **16** (1971) 430.
[75] Mawas, C., M. Kohen, J. Lemerle, D. Buffe, O. Schweisguth und P. Burtin: Internat. J. Cancer, **4** (1969) 76.
[76] Masopust, J., K. Kithier, J. Radl, J. Koutecky und L. Kotal: Internat. J. Cancer, **3** (1968) 364.
[77] Masseyeff, R.: Pathol. et Biol. **20** (1972) 15, 703.
[78] Matray, F., F. Sauger, J. Borde, P. Mitrofanoff u. a.: Pathol. et Biol. **20** (1972) 353.
[79] Melikow, A. M., und E. W. Junisow: Akus. i Ginekol., 1972 No. 10, 60.
[80] Meyer-Rienecker, H., H.-L. Jenssen, H. Köhler und J. K. Gunther: Dt. Gesundh.-Wesen **29** (1974) 844.
[81] Neidhardt, M., P. Burtin und D. Buffe: Klin. Wochenschr. **48** (1970) 1244.
[82] Nishi, S.: Cancer Res. **30** (1970) 2507.
[83] Nishi, S., und H. Hirai: Biochim. et biophys. Acta **278** (1972) 293.
[84] Nishi, S., und H. Hirai: GANN, Monogr. on Cancer Res. **14** (1973) 79.
[85] Nishi, S., H. Watabe und H. Hirai: J. Immunol. **109** (1972) 957.
[86] Nishioka, M., K. Okita, Y. Okamoto, T. Kodama und T. Fujita: Digestion **6** (1972) 205.

[87] Nørgaard-Pedersen, B.: Clin. chim. Acta **38** (1972) 163.
[88] Nørgaard-Pedersen, B.: Clin. chim. Acta **48** (1973) 345.
[89] Olovnikov, A. M., und V. S. Tsetkov: Bjull. eksper. Biol. i Med. **1969** No. 12, 102.
[90] Pagé, M.: Canad. J. Biochem. **51** (1973) 1213.
[91] Pierce, G. B.: Feder. Proc. Feder. amer. Soc. exper. Biol. **29** (1970) 1248.
[92] Pollice, L. L.: Amer. J. clin. Pathol. **60** (1970) 512.
[93] Pritchard, J. A. V., W. H. Sutherland, J. L. Moore und C. A. F. Joslin: Lancet 1972/II, 627.
[94] Purves, L. R.: South afr. J. med. Sci. **69** (1973) 173.
[95] Purves, L. R., und M. Purves: South afr. med. J. **46** (1972) 1290.
[96] Purves, L. R., W. R. Branch, E. W. Geddes, C. Manso und M. Portugal: Cancer **31** (1973) 578.
[97] Purves, L. R., I. Bersohn, E. W. Geddes, G. Falkson und L. Cohan: South afr. med. J. **44** (1970) 590.
[98] Rimbaut, C.: Bull. Assoc. franc. Et. Cancer **60** (1973) 411.
[99] Ruoslahti, E., und M. Seppälä: Internat. J. Cancer **7** (1971) 218.
[100] Ruoslahti, E., und M. Seppälä: Internat. J. Cancer, **8** (1971) 374.
[101] Ruoslahti, E., M. Seppälä, P. Vuopio, E. Saksela und P. Peltokallio: J. nat. Cancer Inst. **49** (1972) 623.
[102] Schneeweiss, U.: Dt. Gesundh.-Wesen **30** (1975) 633.
[103] Seppälä, M., K. D. Bagshawe und E. Ruoslahti: Internat. J. Cancer **10** (1972) 478.
[104] Seppälä, M., und E. Ruoslahti: J. Perinat. Med. **1** (1973) 104.
[105] Shepheard, B. G. F.: Proc. royal Soc. Med. **67** (1974) 307.
[106] Shibata, K., Y. Terano und H. Ichihashi: Z. Immun-Forsch. **146** (1973) 71.
[107] Shuster, J., A. Livingstone, C. Banjo, H. K. B. Silver, S. O. Freedman und P. Gold: Amer. J. clin. Pathol. **62** (1974) 243.
[108] Sizaret, P. P., K. R. McIntire und G. L. Princler: Cancer Res. **31** (1971) 1899.
[109] Smith, C. J., und P. C. Kelleher: Biochim. et biophys. Acta **317** (1973) 231.
[110] Smith, J. B., und R. O'Neill: Amer. J. Med. **51** (1971) 767.
[111] Stimson, W. H.: Lancet 1975/I, 777.
[112] Tal, Ch., und M. Halperin: Israel J. med. Sci. **6** (1970) 708.
[113] Tal, Ch., A. Raychaudhuri, H. Megel, R. B. Herberman und C. R. Buncher: J. nat. Cancer Inst. **51** (1973) 33.
[114] Tatarinov, J. S.: Vopr. med. Chimii, **10** (1964) 90.
[115] Tatarinov, J. S., N. V. Mesnyankina, D. M. Nikulina, L. A. Novikova, B. O. Toloknov und D. M. Falaleeva: Internat. J. Cancer **14** (1974) 548.
[116] Tatarinov, J. S., N. V. Mesnyankina, D. M. Nikulina, L. A. Novikova, B. O. Idoknov und D. M. Falaleeva: Bjull. eksper. Biol. i Med. **78** (1974) 79.
[117] Tsuchida, Y., K. Ihmi und Y. Endo: GANN, Monogr. on Cancer Res, **14** (1973) 141.
[118] Tsuchida, Y., S. Saito, M. Ishida, K. Ohmi, Y. Urano, Y. Endo und T. Oda: Cancer **32** (1973) 917.
[119] Uriel, J.: Pathol. et Biol. **17** (1969) 877.
[120] Uriel, J., und B. de Nechaud: Ann. Inst. Pasteur **122** (1972) 829.
[121] Weiss, J., J. Barge und A. M. Weiss: Nouv. Presse méd. **1** (1972) 323.
[122] Wilkinson, E. J., E. G. Friedrich und Th. A. Hosty: Amer. J. Obstet. & Gynecol. **116** (1973) 711.
[123] Wilms, K., B. Klausch, W. Straube, R. Hofmann und P. Linneke: In: H. Friemel, Immunologische Arbeitsmethoden, VEB Gustav Fischer Verlag, Jena (1976) **97**.

Zur Anwendung des Makrophagen-Elektrophorese-Mobilitätstestes bei der Diagnose maligner Tumoren

H. L. JENSSEN[1]), H. KÖHLER[1]), J. GÜNTHER[1]), H. MEYER-RIENECKER[2]), B. KLAUSCH[3]), W. STRAUBE[3]) und R. HOFMANN[3])

In der immunologischen Krebsdiagnostik hat in den letzten Jahren neben dem Nachweis zirkulierender Tumorantigene die Testung der zellulären Reaktivität der Patientenlymphozyten gegen Tumorbestandteile eine besondere Bedeutung erlangt.
Seit längerer Zeit sind solche Bemühungen darauf gerichtet, die allgemeine Ansprechbarkeit des zellulären Immunapparates zur Grundlage eines Diagnostikums zu machen.
In letzter Zeit bemüht man sich in zunehmendem Maße um den Nachweis der spezifischen, an Zellen gebundenen Antitumorreaktivität des Wirtsorganismus.
Die theoretischen Grundlagen für eine solche Anwendung ergeben sich aus der BURNETschen Überwachungstheorie [1]. Danach sind vom ersten Augenblick des Entstehens von Neoplasmen sowohl humorale als auch zelluläre Immunmechanismen gegen das als „fremd“ signalisierte Gewebe gerichtet. Die im frühen Wachstumsstadium eines Tumors vorkommende zelluläre Sensibilisierung verliert im weiteren Verlauf ihre Dominanz, wobei insbesondere durch das Entstehen von Enhancement-Antikörpern das Tumorwachstum begünstigt werden kann. Wie durch die Arbeiten von YOSHIDA u. Mitarb. (1963) [2], HELLSTRÖM (1967) [3], STJERNSWÄRD u. Mitarb. (1968) [4] und von KLEIN (1969) [5] gezeigt wurde, lassen sich die zellulären Immunreaktionen und die Zerstörung der Tumorzellen nach Kontakt mit sensibilisierten autogenen Lymphozyten auch in vitro demonstrieren.
Eine weitere Möglichkeit, den Sensibilisierungszustand der Lymphozyten von Tumorträgern nachzuweisen, ergibt sich aus dem Reaktionsmechanismus der zellvermittelten Spätreaktion. Sensibilisierte Lymphozyten sezernieren nach in vitro Inkubation mit einem adäquaten Antigen (Tumorantigen) die sog. Mediatoren der zellulären Immunität (Lymphokine). Der Nachweis dieser Faktoren, speziell des Makrophagen-Migrations-Hemmfaktors (MIF), für die Untersuchung

1) aus der Forschungsabteilung für Immunologie (Leiter: Prof. Dr. sc. med. H. Friemel) am Institut für Physiologische Chemie der Universität Rostock.
2) aus der Neurologischen Abteilung der Nervenklinik der Universität Rostock (Direktor: Prof. Dr. sc. med. J. Sayk).
3) aus der Klinik und Poliklinik für Geburtshilfe und Frauenkrankheiten der Universität Rostock (Direktor: Prof. Dr. sc. med. H. Kyank)

der zytergischen Spätreaktion bei Tumorerkrankungen ist in den letzten Jahren mehrfach versucht worden [6, 7, 8]. Dabei ergaben sich häufig widersprüchliche Ergebnisse, die zu einem großen Teil durch die methodischen Schwierigkeiten bei der Feststellung der Makrophagenmigration mit Hilfe der Kapillartechnik bedingt sind. Neuerdings wurde durch CLAUSEN [9] diese Untersuchungsmethode weiter variiert. Die von CLAUSEN eingeführte Agarose-Platten-Technik scheint in einigen Fällen zu reproduzierbaren Ergebnissen zu fuhren.
Eindeutiger betreffs der methodischen Auswertung und der Aussage erscheint der 1970 von CASPARY und FIELD entwickelte Makrophagen-Elektrophorese-Mobilitäts-Test (MEM-Test) [10].

Das Prinzip dieser Untersuchungsmethode ist das folgende:

Wenn Lymphozyten in vitro mit einem Antigen inkubiert werden, gegen das sie sensibilisiert sind, wird im Sinne der zellvermittelten Überempfindlichkeitsreaktion von den Lymphozyten unter anderen auch ein Faktor freigesetzt, der die elektrische Oberflächenladung von Makrophagen reduziert. Für den Nachweis dieses Effektes benutzten die Autoren die Technik der Zellelektrophorese, bei der die Veränderung der elektrischen Oberflächenladung von Zellen als reduzierte Wanderungsgeschwindigkeit im elektrischen Gleichspannungsfeld gemessen wird.
Inwieweit dieser sog. „macrophage slowing factor" (MSF) mit dem MIF identisch ist, wurde bisher nicht eindeutig bewiesen. Es spricht aber sehr viel für eine Identität, zumal in der Zellphysiologie seit langem ein enger ursächlicher Zusammenhang zwischen der Oberflächenladung von Zellen und deren Adhäsions- bzw. Migrationsverhalten diskutiert wird.
Hinsichtlich der genauen technischen Einzelheiten zur Durchführung des Tests sei auf die Beschreibungen in der Literatur verwiesen [10, 12, 13].
Im Prinzip läßt sich jedes Antigen, dessen Zusammenhang mit der Induzierung einer zellulären Immunantwort untersucht werden soll, in das Testsystem einbauen. Bei Bestätigung solcher Beziehungen ergeben sich dann die verschiedensten Anwendungsmöglichkeiten in der klinisch-immunologischen Diagnostik. Wir haben daher in Rostock ein möglichst breit angelegtes Untersuchungsprogramm organisiert, um noch mehr über die Grenzen der Anwendung des MEM-Tests zu erfahren. Neben dem Tumoruntersuchungsprogramm laufen noch Untersuchungen zur Anwendungsmöglichkeit des Tests bei der Diagnose von Autoimmunerkrankungen und zur Anwendung als Rejektionsdiagnostikum bei transplantierten Patienten.

Unsere Ergebnisse mit dem MEM-Test bei der Untersuchung menschlicher Tumoren beziehen sich bisher auf Untersuchungen an 138 Patienten. 97 von ihnen hatten histologisch gesicherte maligne Geschwülste unterschiedlicher Lokalisation und Wachstumsstadien (33 cerebrale bzw. spinale Tumoren, 49 gynäkologische Tumoren, 10 Knochensarkome, 5 Aderhautmelanome). Bei den restlichen Probanden handelte es sich um neurologische Erkrankungen (in der Hauptsache multiple Sklerose) bzw. es lagen benigne Tumoren unterschiedlicher

Lokalisation oder unklare Diagnosen mit Tumorverdacht vor. Vergleichsweise wurden 25 Untersuchungen bei gesunden Probanden durchgeführt.

Von den primären Neubildungen im Zentralnervensystem ergeben die als neuroepitheliale Hirntumore klassifizierten Glioblastome, Astrozytome und Spongioblastome, ein Ependymom sowie die Neurinome im MEM-Test eine Hemmung zwischen 12 und 22% von hoher Signifikanz. Lediglich ein relativ kleines (etwa bohnengroß) Pinealom war negativ. Innerhalb der verschiedenartigen mesodermalen Hirngeschwülste wiesen die Meningeome eine gleichfalls signifikante Reduktion der Makrophagen-Mobilität zwischen 13 und 24% auf. Unterschiedlich sind die Ergebnisse bei den ektodermalen Geschwülsten: sowohl positive als auch negative Befunde sind — offenbar in Abhängigkeit von der Tumorgröße — bei den chromophoben Hypophysenadenomen zu verzeichnen. Auch ein postoperativ untersuchter Erkrankungsfall eines Kraniopharyngeoms bot keine Hemmung. Eine endgultige Aussage über die ektodermalen Tumoren erscheint in Anbetracht der zu geringen Fallzahl noch nicht möglich. Dagegen zeigen die durch metastasierende Bronchial-, Mamma- und Leberkarzinome verursachten intrazerebralen und intraspinalen raumverdrängenden Prozesse mit einer Hemmung zwischen 16 und 26% die deutlichsten Effekte im MEM-Test. Hingegen erbrachten die Fälle mit peripher oder vasculär bedingten sowie zerebralatrophisierenden neurologischen Krankheitsbildern negative Befunde. Alle Patienten verschiedener Stadien und Verlaufsformen einer multiplen Sklerose erbrachten eine Hemmung im MEM-Test von 11 bis 22%. Dieses Ergebnis ist im Zusammenhang mit dem für alle Untersuchungen verwendeten allgemeinen Tumorantigen (basisches Myelinprotein) [14] verständlich und bedarf einer gesonderten Bewertung [15].

Die unter gleichartigen Bedingungen untersuchten Patientinnen mit gynäkologischen Malignomen der Cervix und des Corpus uteri, der Ovarien sowie der Vagina zeigten ausnahmslos Testergebnisse zwischen 11 und 24% Hemmung. Dabei verdienen 11 Fälle mit einem Carcinoma in situ der Cervix uteri, also einem intraepithelialen Karzinom ohne Zeichen der Invasion, besondere Beachtung. In diesen Fällen wurden immer relativ hohe Hemmwerte zwischen 15 und 26% gemessen. Die Hemmwerte bei insgesamt 12 Patientinnen mit gutartigen gynäkologischen Erkrankungen (benigne Erkrankungen der Portio, Oligomenorrhoe, Stein-Leventhal-Syndrom, Ovarialzysten, endometrialer Polyp, Pseudomyxoma peritonei) lagen zwischen 0 und 6%, also unterhalb der 10%-Grenze, die als Kriterium für einen auffälligen Befund angesehen wird. Dagegen wiesen 4 Patientinnen mit histologisch beurteilten benignen Erkrankungen Werte knapp oberhalb der 10%-Grenze auf. Das Problem der Hemmung der Makrophagen-Mobilität ohne im Beobachtungszeitraum feststellbare klinische Hinweise auf Malignität und die Abweichung bei benignen Geschwülsten kann noch nicht abschließend beurteilt werden. Diese Probanden werden weiteren Kontrollen unterzogen.

Positive Ergebnisse wurden auch bei allen Patienten mit bösartigen Knochentumoren (Osteosarkome, Fibrosarkom, Knochenmetastasen) und bei den Aderhautmelanomen gefunden. Alle untersuchten gesunden Probanden boten keinen Nachweis des MSF, d. h. ein negatives Ergebnis.

Die Erörterung der Bedeutung des MEM-Testes verlangt eine hinreichend kritische Beurteilung. Vor allem in Anbetracht der Mitteilungen in der Literatur unter dem Aspekt eines universellen Krebstestes sind einige Kriterien anzuführen.

1. Der MEM-Test besitzt als Methode zur Feststellung zellulärer Sensibilisierung eine sehr hohe Empfindlichkeit. Es wurde festgestellt, daß der MSF-haltige Überstand aus der Inkubation der Lymphozyten mit dem Antigen noch in 100facher Verdünnung des üblichen Ansatzes die elektrophoretische Mobilität der Makrophagen beeinflußt. Bei positivem Ausfall des Tests reichen häufig 10^5 Lymphozyten für ein signifikantes Resultat [16].
2. Die Spezifität des Testsystems hängt im wesentlichen von der Art des eingesetzten Antigens ab. Diese Aussage stützt sich auf unsere Erfahrungen bei der Anwendung des Tests in Fällen von Erkrankungen mit autoimmuner Genese und als Rejektionsdiagnostikum bei transplantierten Patienten. Hier wurden nach besonderen Verfahren hergestellte organspezifische Antigene bzw. Transplantationsantigene eingesetzt. Es wurde jeweils eine hohe Spezifität im MEM-Test festgestellt.
3. Bei der Anwendung des Tests in der Tumordiagnostik unter Einsatz der in der Originalliteratur beschriebenen basischen Tumorantigene [14], die durch saure Extraktion aus menschlichem Hirn oder Tumormaterial gewonnen wurden, ergeben sich folgende Beurteilungskriterien, wobei die aufgeführte Reihe der Vor- und Nachteile des Verfahrens nicht unbedingt der Wertigkeit entspricht.

Ein *Nachteil* der Methode ist, daß bei den unterschiedlichsten Arten von malignen Tumoren ein positiver Befund zu verzeichnen ist: das Verfahren liefert keine artspezifischen Resultate für die verschiedenen Neoplasmen. Auch kann durch den Nachweis des MSF keine Aussage über das Tumorwachstum und im weiteren Sinne die Topik, die Frage der Metastasierung oder des Rezidivs nach erfolgter Tumorexstirpation gemacht werden. Allgemein lassen sich mit der bisherigen Art der antigenen Stimulierung sensibilisierter Lymphozyten keine tumortypischen oder tumorspezifischen Ergebnisse gewinnen. So ist eine wesentliche Einschränkung des Aussagewertes das Auftreten von „*falsch positiven*" Ergebnissen. Eine Reihe von Erkrankungen, besonders auf der Basis einer zellulären Immunreaktion, geben ebenfalls signifikante Reduktionen der Makrophagen-Mobilität im elektrischen Feld. Anzufuhren sind diesbezüglich die parenchym-destruierenden neurologischen Krankheiten, wie die muliple Sklerose, Neurolues, Apoplexie u.a., sowie einige Fälle von Polyneuritis und Myasthenia gravis. Weiter gehören dazu die Sarkoidose, aktive Tuberkulose, das Asthma bronchiale, der Lupus erythematodes, die Colitis ulcerosa und Ileitis regionalis und teilweise die Influenza-Infektion.
Aus diesen Gründen bestehen eine Reihe von Bemühungen zur Spezifizierung des MEM-Tests [17]. Eine *Verbesserung* dieser Situation könnte vor allem er-

reicht werden a) durch die Erfassung der Hemmwerte bei Abstufung der Empfindlichkeit, b) durch den vergleichsweisen Einsatz verschiedener Kontrollantigene wie PPD und PHA [17], c) durch die neuerdings von Field, Shenton und Joyce [18] inaugurierte Abgrenzungsmöglichkeit gegenüber der multiplen Sklerose und anderen neurologischen Erkrankungen unter Verwendung von Linolensäure oder Prostaglandin als differenzierendes Agens auf das Reaktionssystem Lymphozyten/Antigen, aber wohl am ehesten d) durch den Einsatz anderer Tumorantigenpräparationen. Ausgehend von unseren eigenen Erfahrungen glauben wir, daß durch den Einsatz von löslichen Tumorantigenen, wie sie auch von Mavligit, Gutterman u.a. [19] mit Erfolg im Lymphozytentransformations-Test eingesetzt wurden, eine wesentliche Verbesserung der Aussagekraft des MEM-Testes zu erwarten ist.
Ein anderer *Nachteil* des Verfahrens ist der apparative sowie zeitliche Aufwand und die damit im Zusammenhang stehenden vielfältigen Störungsmöglichkeiten des empfindlichen Testsystems. Eine Verbesserung der Methode in dieser Hinsicht stellte bereits die Modifikation von Pritchard u. Mitarb. dar [12]. Wir sind z. Z. damit beschäftigt, neue Vereinfachungen der Methodik zu erarbeiten.
4. Die *Vorteile* des MEM-Tests in der bisher praktizierten Form lassen sich unter kritischer Beurteilung in den folgenden Punkten zusammenfassen:

a) „*Falsch negative*" Ergebnisse kommen so gut wie nicht vor. Aus einem positiven Befund resultiert im Zusammenhang mit der entsprechenden klinischen Symptomatik die Forderung nach einer umfassenden und gezielten ätiologischen Klärung des Krankheitsbildes hinsichtlich eines Tumors, nachdem die möglichen speziellen und allgemeinen Erkrankungen, die eine Hemmung im MEM-Test ergeben, ausgeschlossen wurden.
b) Einen Vorteil bietet auch das relativ fruhzeitige Auftreten positiver Ergebnisse, wie die Beispiele mit einem Carcinoma in situ zeigen. Hierdurch ergibt sich die Möglichkeit zur mindestens unspezifischen Fruhdiagnostik der malignen Neoplasmen.
c) Bei einem ätiologisch ungeklärten neurologischen Syndrom erbringt das Untersuchungsverfahren eine differentialdiagnostische Einschränkung der möglichen Krankheitsbilder. So kann das Ergebnis bei der oft erheblichen diagnostischen Problematik entscheidende Hinweise für die Durchführung des in vieler Weise nicht wenig belastenden Spektrums der weiteren, besonders instrumentellen Untersuchungsmethoden, wie der neuroradiologischen (Kontrast-) Verfahren und dem Umfang der notwendigen Liquoruntersuchungen geben.

Neben dem angeführten diagnostischen Wert sind die Untersuchungen mit dem MEM-Test unter dem Gesichtspunkt der zellulären Immunreaktion von wesentlicher immunpathogenetischer Bedeutung. Die hierdurch gewonnenen neuen Erkenntnisse lassen sich sicher in Richtung der Beeinflussung der Immunmechanismen bei Neoplasien ausbauen. Das könnte die Voraussetzung darstellen für zukünftige weiterreichende therapeutische Konzeptionen auf der Basis der zellulären Immunität.

Literaturverzeichnis

[1] Burnet, F. M.: Immunological aspects of malignant disease. Lancet 1967, 1171.

[2] Yoshida, T. O., and Ch. M. Southam: Attempts to find associated immune reaction against autochthonous tumors. Japan. J. Exper. Med. **33** (1963) 319.

[3] Hellström, I.: A colony inhibition technique for demonstration of tumor cell destruction by lymphoid cells in vitro. Intern. J. Cancer **2** (1967) 65.

[4] Stjernswärd, J., P. Clifford, S. Singh and E. Svedmyr: Indications of cellular immunological reactions against autochthonous tumour in cancer patients studied in vitro. E. African. Med. J. **45** (1968) 1.

[5] Klein, G.: Experimental studies in tumor immunology. Fed. Proc. **28** (1969) 1739.

[6] Halliday, W. J., and S. Miller: Leucocyte adherence inhibition: A simple test for cell-mediated tumour immunity and serum blocking factors. Int. J. Cancer **9** (1972) 477.

[7] Lampert, F., and E. Dietmair: A leukocyte adherence inhibition test for cell-mediated immunity. Klin. Wschr. **5** (1973) 198.

[8] Rieche, K., and A. Ahrendt: Immunologische Diagnostik beim Brustdrüsenkrebs. In H. Gummel u. W. Widow: Symposium uber den Brustdrusenkrebs, Akademie-Verlag, Berlin, 1973, S. 39.

[9] Clausen, J. E.: Migration inhibitory effect of cell-free supernatants from mixed human leucocyte cultures. J. Immunol. **108** (1972) 453.

[10] Field, E. J., and E. A. Caspary: Lymphocyte sensitization: an in-vitro test for cancer? Lancet, 1970, IV, 1337.

[11] Bangham, A. D.: The adhesiviness of leucocytes with special reference to Zeta-potential. Ann. N. Y. Acad. Sci. **116** (1964) 945.

[12] Pritchard, D. A. V., J. L. Moore, W. H. Sutherland and C. A. F. Joslin: Technical aspects of the macrophage electrophoretic mobility (MEM) test for malignant disease. Br. J. Cancer **28** Suppl. I (1973) 229.

[13] Meyer-Rienecker, H., H. L. Jenssen, H. Kohler and J. Günther: Makrophagen-Elektrophorese-Mobilitatstest (MEM) bei malignen Neoplasmen des Zentralnervensystems. Dtsch. Ges.wesen **29** (1974) 844.

[14] Dickinson, J. P., E. A. Caspary and E. J. Field: A common tumour specific antigen. Br. J. Cancer **27** (1973) 99.

[15] Meyer-Rienecker, H., H. L. Jenssen, H. Köhler, J. Günther and H. J. Gundlach: Zur Anwendung und Bedeutung des Makrophagen-Elektrophorese-Mobilitats-(MEM)-Testes bei neurologischen Erkrankungen. Klin. Wschr. **52** (1974) 288.

[16] Carnegie, P. R., E. A. Caspary, J. P. Dickinson and E. J. Field: The macrophage electrophoretic migration (MEM) test for lymphocyte sensitization. A study of the kinetics. Clin. exp. Immunol. **14** (1973) 37.

[17] Field, E. J., E. A. Caspary and K. S. Smith: Macrophage electrophoretic mobility (MEM) test in cancer: A critical evaluation. Br. J. Cancer **28**, Suppl. I, (1973) 208.

[18] Field, E. J., B. K. Shenton and Greta Joyce: Specific laboratory test for diagnosis of multiple sclerosis. Brit. Medical J., 1974, I. 412.

[19] Mavligit, G. M., U. Ambus, J. U. Gutterman, E. M. Hersh and C. M. McBride: Antigen solubilized from human solid tumours: Lymphocyte stimulation and cutaneous delayed hypersensitivity. Nature (New Biol.) **243** (1973) 188.

Nach einem Vortrag auf der RGW-Arbeitstagung zum Thema „Fruhdiagnostik menschlicher Tumoren“ vom 24.—28. Marz 1974, Berlin-Buch.

Der mikrobiologische Krebstest — ein Modell zur Früherkennung solid wachsender Tumoren

U. Schneeweiss und E.-M. Fabricius

Zentralinstitut für Krebsforschung der Akademie der Wissenschaften der DDR

Das Prinzip des mikrobiologischen Krebstestes beruht darauf, daß anaerobe pathogene und apathogene sporenbildende Bakterien, die Klostridien, durch wachsende Tumorzellen zur Auskeimung und Vermehrung induziert werden. Es handelt sich um eine Methode, bei der Tumorwachstum durch Mikrobenwachstum angezeigt wird. Da Krebszellen beim Wachstum Sauerstoff verbrauchen und gären, schaffen sie um sich ein anaerobes Milieu, das die Voraussetzung für die Auskeimung und Vermehrung der anaeroben Bakterien bietet. Die hohe Empfindlichkeit dieses Testsystems beruht darauf, daß sich wachsende Mikroben bzw. deren Stoffwechselprodukte im Körper leichter nachweisen lassen als verborgene Herde von Tumorzellen.
Die zurückliegende Entwicklung der Infektionslehre hat gezeigt, daß mit Kenntnis mikrobieller Erreger und deren biologischer Merkmale Grundlagen für die spezifische Erkennung und Behandlung der jeweiligen Infektionskrankheiten geschaffen wurden. Im vorliegenden Tumor-Bakterien-Test dienen die Bakterien als „spezifische Wegweiser" oder Signale fur einen fortschreitenden bösartigen Wachstumsprozeß.
Das methodische Vorgehen besteht darin, die „Indikatorbakterien" wie schadlose Impfkeime zu applizieren. Handelt es sich um ein tumorfreies Tier, kommen zum Beispiel die intravenös injizierten Klostridiensporen nicht zur Auskeimung, sondern werden vom RES der Leber und Milz aufgenommen und phagozytiert. Gelangen aber die Sporen auf dem Blutweg in einen Tumor, so finden sie dort ein Milieu, um auszukeimen. Sie bilden Stäbchen, die sich vermehren und während der Vermehrungsphase verschiedene Stoffwechselprodukte absondern (Abb. 1).
Laboratoriumsmethoden zum Nachweis verschiedener Mikrobenarten lassen sich in morphologische, kulturelle und serologische Merkmalsbestimmungen unterteilen. Ist der Ort des Tumors bekannt, lassen sich die „Indikatorbakterien" im Ausstrichpräparat, in der Kultur oder als Bakterienantigene nachweisen. Ist der Sitz des Tumors unbekannt, müssen andere bakteriologisch-serologische Verfahren herangezogen werden, beispielsweise ein Antikörpernachweis gegen Stäbchenantigene aus dem Blut (Methoden der klassischen Serologie) oder durch Intrakutantestung (immunologischer Hauttest nach Art der Tuberkulinreaktion) (Abb. 2).
Zum Verständnis des spezifischen serologischen Nachweises gehört die Tatsache, daß sich die Antigene der Dauerformen und der Vermehrungsformen der Bakte-

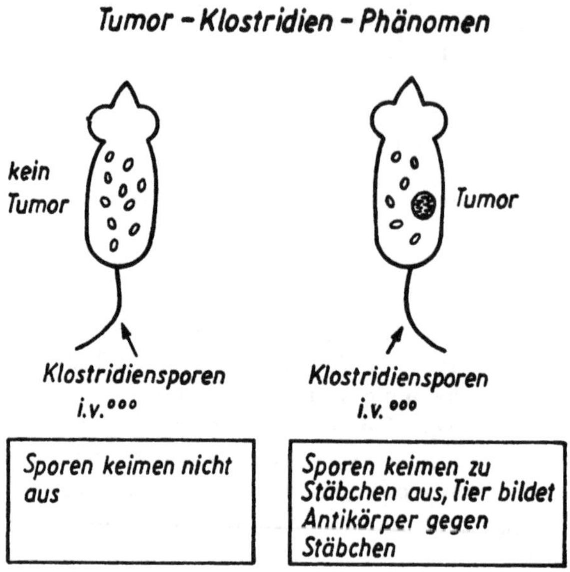
Tumor - Klostridien - Phänomen
kein Tumor
Tumor
Klostridiensporen i.v.°°°
Klostridiensporen i.v.°°°
Sporen keimen nicht aus
Sporen keimen zu Stäbchen aus, Tier bildet Antikörper gegen Stäbchen

Abb. 1

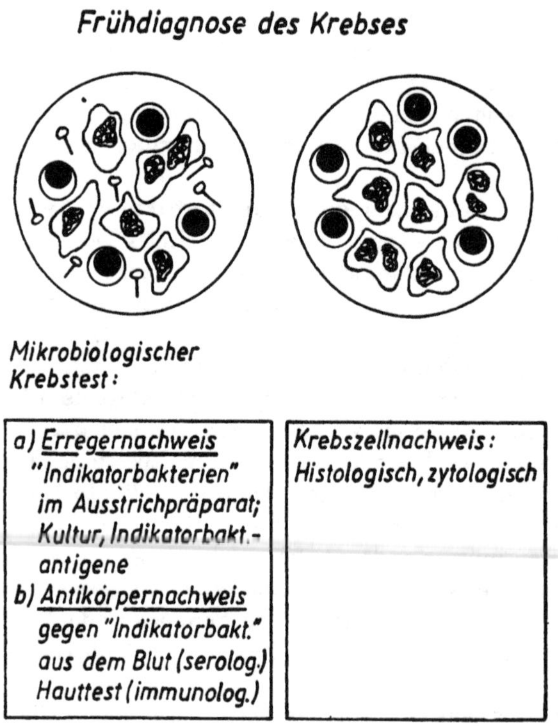
Frühdiagnose des Krebses
Mikrobiologischer Krebstest:
a) Erregernachweis "Indikatorbakterien" im Ausstrichpräparat; Kultur, Indikatorbakt.-antigene
b) Antikörpernachweis gegen "Indikatorbakt." aus dem Blut (serolog.) Hauttest (immunolog.)
Krebszellnachweis: Histologisch, zytologisch

Abb. 2

rien, d. h. der Bakteriensporen und -stäbchen, unterscheiden [1, 2]. Auf diese Weise entstehen durch die unterschiedliche Struktur der Sporen- und Stäbchenantigene im Wirtsorganismus Antikörper mit unterschiedlicher Spezifität. Wenn wir also in tumorverdächtigen Läsionen Klostridienstäbchen finden oder signifikante Antikörperbewegungen gegen Stäbchenantigene, nicht gegen Sporenantigene im Blut der tumorverdächtigen Tiere, so sind diese Merkmale, entsprechende Kontrollen vorausgesetzt, als tumorsuspekt bzw. charakteristisch für maligne Zellpopulationen zu werten.

Verwendet man Sporen- und Stäbchenantigene als Testmaterialien für die Serumuntersuchung sporeninfizierter Versuchstiere, so beobachtet man. allgemein drei Reaktionsmuster (Abb. 3).

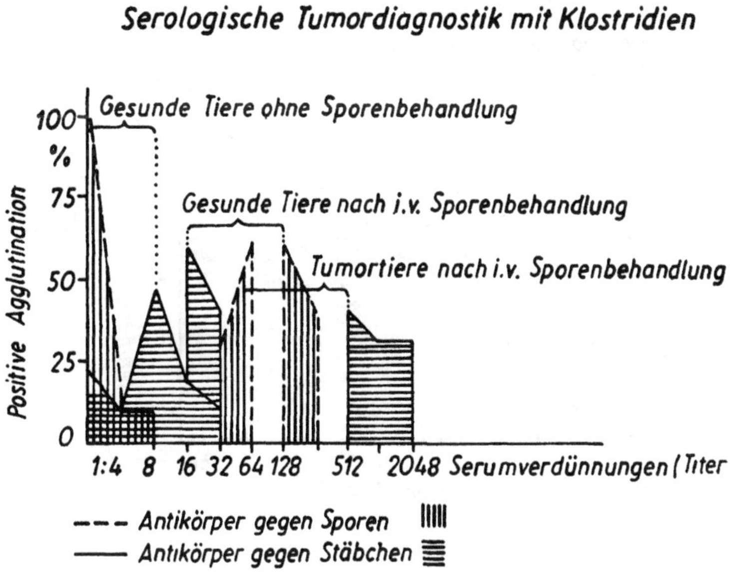

Abb. 3

1. Gesunde Kontrolltiere ohne Sporenbehandlung zeigen niedrige Normal-Antikörper-Titer im Blut sowohl gegen Sporen- als auch gegen Stäbchenantigene.
2. Nach einer intravenösen Gabe von Sporen steigen bei gesunden Kontrolltieren die Antikörper gegen Sporenantigene bei kaum verändertem Spiegel gegen Stäbchenantigene.
3. Tumortiere dagegen entwickeln signifikante Antikörperbewegungen gegen Stäbchenantigene bei eher vermindertem Agglutinintiter gegen Sporenantigene.

Betrachtet man also das kombinante Antikörpermuster von Tumortieren und gesunden Tieren, so fällt die Divergenz zwischen sporen- und stäbchenspezifischen Antikörpern sofort ins Auge.

Betrachten wir schließlich die Empfindlichkeit dieses Testsystems. Wir benutzen in unserem Laboratorium zur Deutung und quantitativen Durchdringung des Versuchsmodells bekannte subkutane Einsaaten von transplantablen Tumorzellen, vermischt mit geringen Mengen, etwa 10—1000 Tetanussporen. In diesem Maus-Tumor-Tetanus-System wird frühes Tumorwachstum des Versuchstieres durch Auskeimung, Vermehrung und Giftbildung der Tetanusklostridien erkennbar und zwar zunächst am lokalen, später am allgemeinen Tetanuskrampf des Tieres [4].

Es läßt sich nun zeigen, daß die einzelnen Tetanussterbekurven der Mäuse ein Ausdruck für das Klostridienwachstum am Ort des Tumors sind und von Tumor-

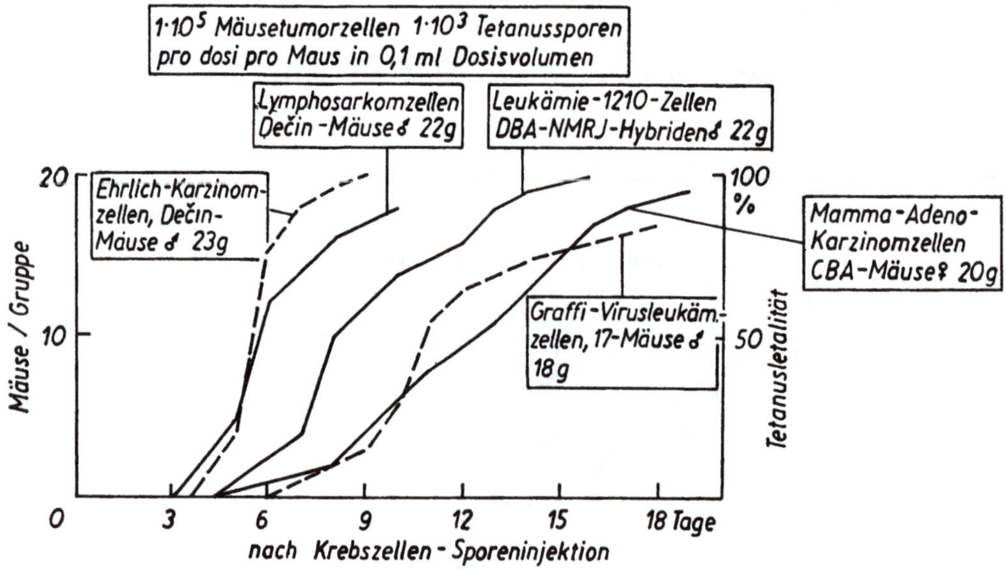

Abb. 4

art zu Tumorart bei Wahrung sonst gleicher Versuchsbedingungen verschieden ausfallen. Für jeden einzelnen Tumor erhalten wir charakteristische Tetanusinkubationszeiten und Anstiege der additiven Sterbekurve. Sie erkennen eine unterschiedliche Tetanussterbekinetik der Mäuse in Abhängigkeit von einer differenten Klostridiendynamik am Ort des Tumorwachstums: Aszitezellen des Ehrlich-Karzinoms und Lymphosarkoms fuhren zu einer schnelleren Progression der Klostridienvermehrung und Giftbildung als beispielsweise Einzelzellsuspensionen des soliden Mamma-Adenokarzinoms der Maus bzw. der Graffi-Virusleukämie, beide in entsprechenden Inzuchtmäuserassen getestet. Durch Leukämie-1210-Zellen, überpflanzt von der Aszites- in die solide, subkutan wachsende Form, erhalten wir Verläufe, die zwischen den genannten liegen (Abb. 4).

So bietet sich folgender Größenempfindlichkeitsvergleich an: Tumorzellhaufen von einem Millimeter Kantenlänge bestehen aus rund 10^6 Tumorzellen. In unserem

Modell benötigt man zum Nachweis eines derartigen Tumors lokal um 10^3, intravenös um 10^6 Klostridiensporen von atoxischen apathogenen Stämmen. Beim erwachsenen Menschen entspricht dies etwa einem Krebshaufen der Kantenlänge von 1 cm, und zum mikrobiologischen Nachweis sind dementsprechend einige 10^9 Bakteriensporen intravenös zu applizieren. Erste diesbezügliche Untersuchungen der Arbeitsgruppe von Prof. Möse am Brustkrebs der Frau bestätigen die genannten Zahlenverhältnisse unseres Laboratoriums [3].
Zu den weiteren, auch kooperativ in Angriff zu nehmenden Aufgaben am mikrobiologischen Krebstest gehören unseres Erachtens

1. die Auffindung und Testung von für die Tumordiagnostik geeigneten apathogenen, atoxischen, pyrogenfreien Klostridienstämmen,
2. die Herstellung ausreichender Mengen gereinigter Sporen für den Einsatz am Menschen,
3. die Schaffung von Leitlaboratorien für die Entwicklung, Erprobung und den Vergleich serologischer und anderer mikrobieller Analysentestsysteme,
4. der Einsatz des Testes in Screeninggruppen in bezug zu anderen bewährten Methoden der Organtumorfrühdiagnostik, zum Beispiel beim Bronchialkarzinom, Mammakarzinom und Zervixkarzinom, um einige sozialhygienisch wichtige Organkrebse zu nennen.

Das Anliegen unserer Ausführungen war einmal, Ihnen den Stand unserer Untersuchungen zu demonstrieren. Zum anderen möchten wir Interesse an unserem Tumormodell wecken, um eine Mitarbeit an dieser Problematik im RGW-Maßstab anzuregen.

Literaturverzeichnis

[1] Mose, J. R.: Untersuchungen uber die Eignung von Sporenbildnern fur eine serologische Methode zur Tumorfeststellung. Zbl. Bakt. Parasitenkunde, Inf. u. Hyg. **213** (1970) 240–258.

[2] Mose, J. R., und D. Gericke: Versuche zu einer serologischen Tumordiagnostik mittels sporenbildender Bakterien (III). Z. Krebsforsch. **76** (1971) 83–90.

[3] Mose, J. R., und G. Möse: Tumornachweis durch Clostridien-Antikörper. Diagnostik **6** (1973) 53–56.

[4] Schneeweiss, U., und E.-M. Fabricius: Biologische Besonderheiten der Tumorzelle und ihre Moglichkeiten für eine mikrobiologische Diagnose. Zbl. f. Chirurgie **92** (1967) 1636–1644.

Nach einem Vortrag auf der RGW-Arbeitstagung zum Thema „Fruhdiagnostik menschlicher Tumoren“ vom 24.–28. Marz 1974, Berlin-Buch.

Sachregister

www.ingramcontent.com/pod-product-compliance
Lightning Source LLC
La Vergne TN
LVHW081911101106
849161LV00013BB/2968